汉竹编著·健康爱家系列

排毒这样吃

养颜瘦身气色好

郑慧敏 主编

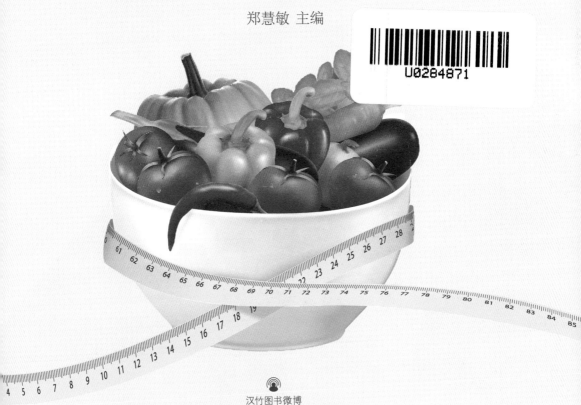

U0284871

汉竹图书微博
http://weibo.com/hanzhutushu

江苏凤凰科学技术出版社
全国百佳图书出版单位

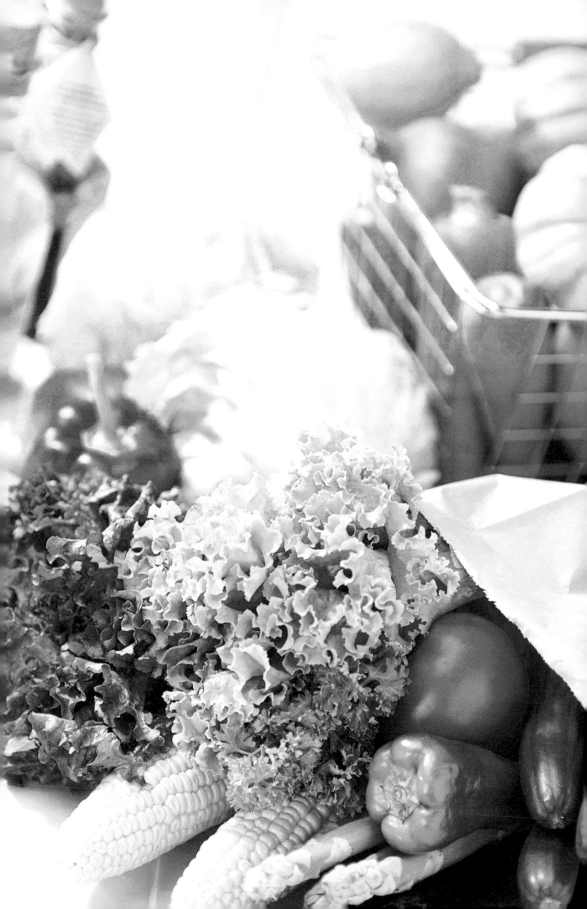

导读

又长胖了，怎样才能变瘦变美呢？

唉，痘痘冒个不停，烦死了！

便秘好难受，谁懂我的难言之隐？

发际线又抬高了，真的要"无发可脱"了，好可怕！

......

这些都是体内"毒素"在作祟。不健康的饮食习惯、生活压力过大、经常性熬夜，加上被污染的空气、严重的雾霾，这些都会使我们的身体中积累过多"毒素"；还有人体新陈代谢产生的废物、血液中过高的胆固醇……我们的身体"中毒"越来越深。如果体内的毒素不能及时代谢和排出，就容易出现肥胖、便秘、长痘痘、肤色暗沉、脱发、疲劳倦怠等情况，这些称不上疾病的小问题却给生活带来了不少烦恼。我们的身体需要排毒了，排出毒素才能一身轻松。

不要一听说体内有毒素就不知所措，其实排毒也可以很简单，许多日常生活中常见的蔬菜、水果都具有很好的排毒功效，学会合理搭配就可以轻松排毒。本书介绍了多种排毒食材，配有好做又好吃的菜品，教你轻松排毒，恢复健康。从现在开始科学合理搭配食材，做出有利于身体排毒的一日三餐，开启活力满满的一天吧！

测一测：你的身体需要排毒吗?

如果体内有"毒素"，整个人都不好了，"中毒"之后不仅会引起身体不适，精神状态也会受影响。现在不妨测一测，看一看，你的身体需要排毒吗?

1. 体重只增不减，肚腩又大又软，像游泳圈一样。
   是□　否□

2. 经常长痘痘，额头上的痘痘下去了，下巴上又长了。
   是□　否□

3. 起床时间不固定，四肢乏力。
   是□　否□

4. 经常大量脱发，而且发质干枯、分叉。
   是□　否□

5. 便秘，经常两三天排便一次，有时候还会出血。
   是□　否□

6. 口气比较重，刷牙也无济于事。
   是□　否□

7. 上午的时候就开始犯困，感觉特别累。
   是□　否□

8. 经常外出应酬，啤酒肚日益明显。
   是□　否□

9. 消化不好，看见喜欢吃的东西也没有食欲。
   是□　否□

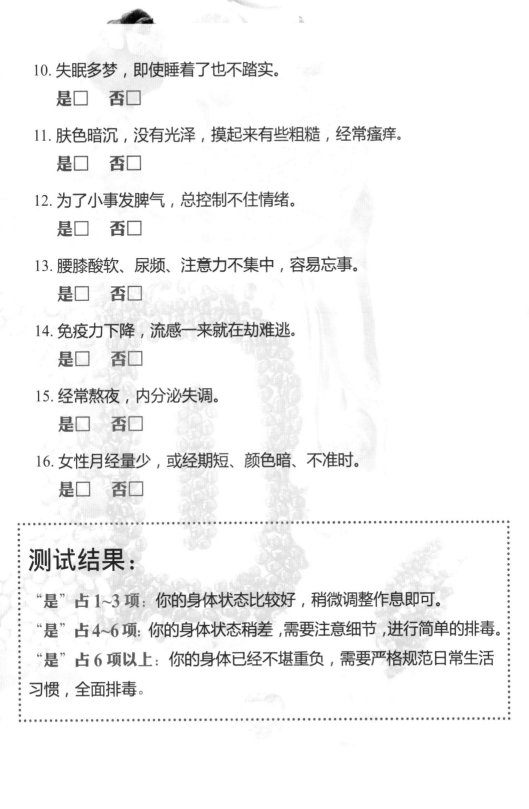

10. 失眠多梦，即使睡着了也不踏实。
    是□　否□

11. 肤色暗沉，没有光泽，摸起来有些粗糙，经常瘙痒。
    是□　否□

12. 为了小事发脾气，总控制不住情绪。
    是□　否□

13. 腰膝酸软、尿频、注意力不集中，容易忘事。
    是□　否□

14. 免疫力下降，流感一来就在劫难逃。
    是□　否□

15. 经常熬夜，内分泌失调。
    是□　否□

16. 女性月经量少，或经期短、颜色暗、不准时。
    是□　否□

测试结果：

"是"占 1~3 项：你的身体状态比较好，稍微调整作息即可。

"是"占 4~6 项：你的身体状态稍差，需要注意细节，进行简单的排毒。

"是"占 6 项以上：你的身体已经不堪重负，需要严格规范日常生活习惯，全面排毒。

目录

第一章 清体养颜排毒从了解"毒"开始

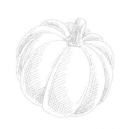

第二章　吃对助排毒

第三章　巧用果蔬汁，轻松排毒

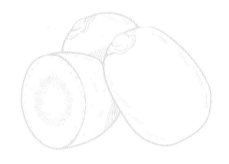
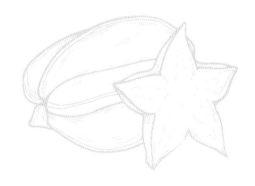

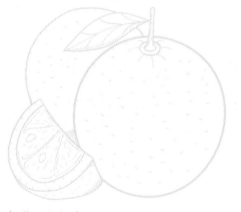

防治脱发，抵抗衰老 190

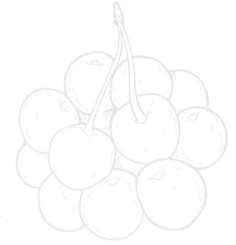

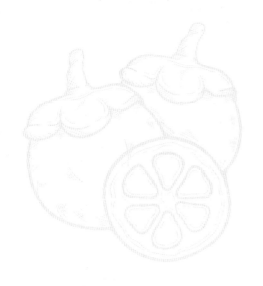

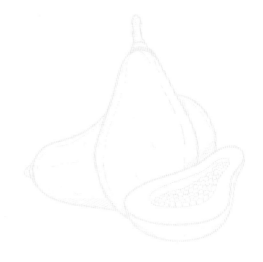

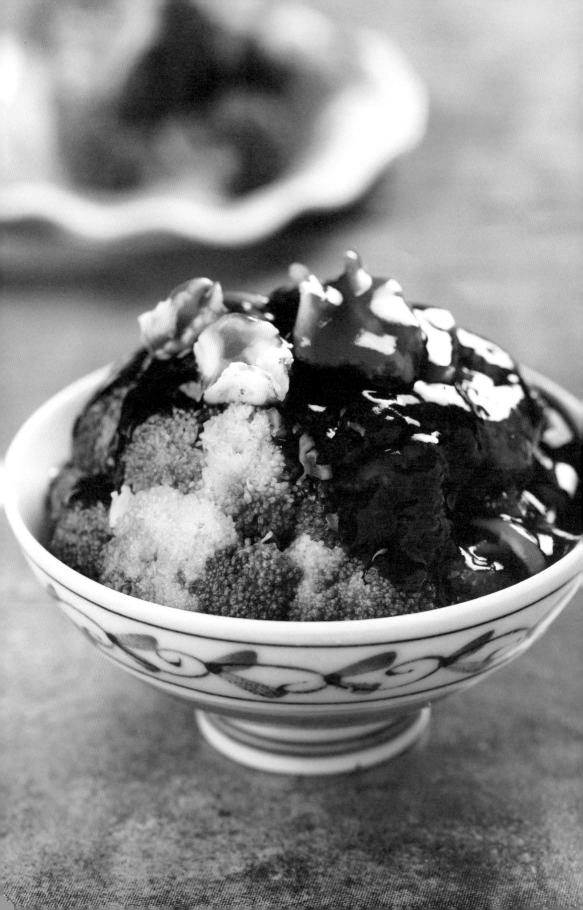

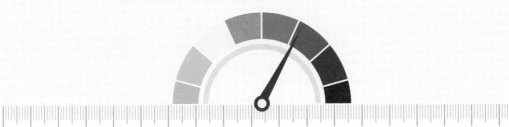

第一章
清体养颜排毒从了解"毒"开始

被污染的空气、高强度的工作、不规律的作息、不健康的饮食习惯……这些使人们体内积存了许多毒素，常出现便秘、痤疮、色斑、消化不良、疲惫倦怠等小毛病。我们的身体亟须排毒，排出毒素会使身体更加健康、轻盈。那么体内的"毒"是什么呢？是怎样产生的？如何才能正确排毒呢？清体排毒要从了解"毒"开始，只有知道"毒"，了解"毒"，才能更好地排毒。

全面了解"毒"

排出体内积存的毒素有利于身体健康，会令人感到身体轻盈、舒适。但身体里的"毒"都是什么？为什么身体里会出现"毒"？如何排毒才不会影响健康呢？想要排毒，就要先了解这些有关"毒"的知识。学会正确排毒，从全面了解"毒"开始吧。

毒是什么

《说文解字》释"毒，厚也，害人之草"。最初的"毒"指的是对人体有害的植物，后来逐渐引申为毒物、危害、祸害、苦痛。现在则认为毒是指对人体不利的一切因素，即包括外来的食物药物、空气污染、辐射等，也包括内生的有害物质。

排毒，其实是一个中医概念，就是指通过各种方法，将外来的或者内生的毒排出体外。只有将这些不利因素排出，身体机能才能恢复正常。

相比古时候，现代人生活环境更加恶劣，空气中充满可吸入性颗粒，各种电子射线，摄入的食物上残留的多种农药，传入耳中的噪声，还有晚睡，喜欢高油脂、高蛋白食物的生活习惯等，令身体机能的负担越来越重，所以现代人更需要排毒。

西医所说的毒

现代医学意义上的毒更具体，有病原微生物、生物毒素、药物毒性、食物中毒，以及人内生的毒素等几种。

生物毒素

生物毒素是指动物、植物、微生物产生的对其他生物物种有毒害作用的各种化学物质。微量的毒素通常不会产生毒副反应，但是日积月累就会影响身体健康。不过，生物毒素并非一无是处，在现代科研中，很多生物毒素可以为生物学、化学、医药学等科学研究提供物质基础，对人类发展有益。

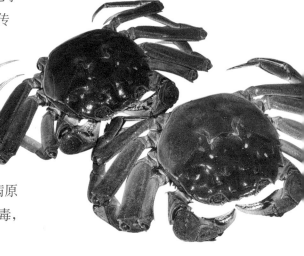

死掉的螃蟹会产生生物毒素，应避免食用。

药物本身的毒副作用

生活中难免会生病吃药，但"是药三分毒"，很多药物会有一定的毒副作用，所以在疾病痊愈后，身体需要一段时间将这些毒素代谢出去。如果能通过饮食、按摩、运动等方式，提高代谢速度，身体排出这些毒素的时间会大大缩短。

摄入的毒

在医学上，摄入的毒通常指的是食物中毒，包括不小心摄入了变质食物或者有毒的食物导致的中毒等，遇到这种情况要及时去医院救治。有毒的蘑菇、发芽的土豆、未煮熟的四季豆等都是生活中常见的易中毒食物，食用时一定要注意。还有些食物在为身体提供营养的同时，也会令身体产生不健康的物质，如高脂肪食物、油炸食物等，经常吃这些食物体内也会积累毒素。

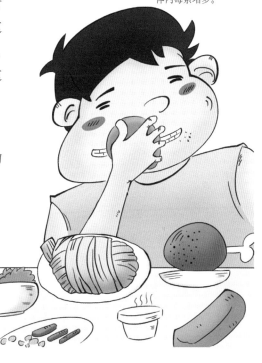

酒肉虽然味美，但吃多了会导致肥胖，还会使体内毒素增多。

内生毒

内生的毒是机体代谢功能紊乱时，存在于体内的代谢废物，比如氧自由基、过敏介质、兴奋性神经毒、血糖血脂过高产生的"糖毒""脂毒"等。

病毒、细菌

病毒、细菌感染是大多数疾病的主要原因，也是一种"毒"。病毒、细菌有多种，进入人体的途径也有很多，如接触被病毒、细菌感染的食物、物品，甚至是空气等，都可能导致疾病。排毒可以提高身体免疫力，增强身体抵抗病毒和细菌的能力。

中医所说的毒

中医对"毒"的认识由来已久。两千多年前的《黄帝内经》中就已有"毒"的记载。《黄帝内经》中所说的毒主要是指药物毒性、虫兽之毒和引起传染病的病菌。现代中医认为，毒是指外感风、寒、暑、湿、燥、火六淫之邪，或内伤七情、过劳过逸、饮食不节，致使体内阴阳失去平衡，脏腑功能失调，气血运行不畅而产生的一系列代谢产物，痰饮、瘀血、宿食、内湿等皆为毒素。

常见的毒有以下几种：

湿毒	虫毒	食积之毒
湿毒也分为外湿和内湿两种。外湿是由气候环境、饮食不节、脾胃受伤引起的，表现为胃肠型感冒、过敏性皮肤病等。内湿则是脾胃虚弱运化不力所导致的，或因脾虚正气不足，招来外湿入侵，妨碍脾胃运化功能，如食欲不振、腹胀、腹泻、便溏、面黄、水肿、舌边有齿痕苔润甚至水滑等。	虫毒会破坏和侵蚀人体的局部组织，消耗养分和精气。虫毒多发于肠胃，如生食肉类时会出现腹痛、食欲亢进而身体消瘦、睡觉磨牙、喜食异物（如生米、泥土）等症状。虫毒发于皮肤可出现疥、癣、皮肤溃疡等症状。	脾胃主要负责食物的消化、吸收与输送，如果脾胃功能失调，人体就不能消化和利用食物。日积月累，这些堆积在胃里的食物就会酝酿成毒素，损伤脾胃，使人出现食欲不振、胸闷、嗳气、泛酸、大便不畅、面生痤疮等不良症状。

中医和西医中的"毒"有差异

西医中所说的"毒"指的更多的是可以直接影响身体健康的物质，在摄入或感染后往往会直接导致身体不适，所以更为直观。中医所说的"毒"是在体内积聚到一定程度后，通过口腔溃疡、口臭、便秘等健康问题表现出来，如果此时还不注意，长期积累就会导致疾病。

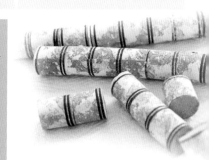

热毒

阳气亢盛时，人体内就会产生热毒，如我们常说的"上火"，具体表现为口干、口苦、口臭、牙龈红肿出血、流鼻血、大便干硬、面有油光、痤疮、手足冒汗等。

火毒

"热极为火"，即热毒到了一定程度就是火毒。症状轻一点的火毒表现为局部的红、肿、热、痛，严重一些的火毒表现为发热、头痛、烦躁、小便短赤、大便秘结、舌红苔黄，甚至是全身性感染。

寒毒

寒毒是和热毒相对应的，可以分为外寒和内寒两种。风寒侵袭引起的感冒、关节疼痛属于外寒，是由体外的因素所导致的。内寒则是阳气虚衰、脏腑功能衰退导致的，表现身寒肢冷、腰腹畏寒、小便澄澈清冷、大便稀薄等症状。

瘀血之毒

简单地说，瘀血之毒就是血液运行失常导致的病理产物。如果瘀血一直不消，阻滞经络，人体不能得到气血的充分滋养，会出现各种症状，表现为身体刺痛，痛处固定不移，面色黧黑，口唇、指甲青紫，肌肤甲错，痛经等。

药物之毒

药物之毒的症状相对复杂，但大多对肝脏有害。很多人知道西药有明显的毒副作用，却忽视了中药的毒性。所以懂得一些药物知识，在不耽误病情的基础上尽量少服药是相对保险的做法。

情志之毒

情志泛指喜、怒、忧、思、悲、恐、惊七种情绪变化，简称七情，是人们对外界客观事物的心理反应。中医认为情志是由五脏之气化生的，若情志失调，则容易损伤脏腑气血，影响人体健康，如喜伤心、怒伤肝、思伤脾、悲伤肺、恐伤肾，情志一旦过度就会伤身。

潜伏在身边的"毒"

毒素会影响人们的身体健康，需要及时排出。但体内的毒素是从哪里来的呢？其实，毒素就潜伏在我们身边，除了人们普遍关注的空气污染、水污染、食物中毒等因素，日用品、室内环境，甚至人体自身，都会产生"毒"。人体代谢产生的"废物"需要及时清除，不然就会对身体造成很大的影响。

"毒"从哪里来

要想排毒就要了解毒素的源头，很多毒素就隐藏在我们身边，食物、空气、水、药物、居住的环境都存在毒素，这些物质时时刻刻包围着身体，侵袭着健康。早了解毒素的源头，就能减少毒素的摄入。

空气

空气中的主要污染物质有一氧化碳、碳氢化合物、二氧化硫、铅、臭氧、各种悬浮颗粒物，可以通过呼吸道进入人体。近年来，雾霾越来越严重，不利于人体健康，在雾霾天应减少外出，出门要注意防护，佩戴有净化功能的口罩。

吸烟、二手烟也以一种可吸入毒的方式慢慢侵蚀着我们的健康。烟雾中含有放射性物质钋。这些放射性物质积累在体内，影响组织细胞的代谢，并最终影响身体健康。

此外，油烟也是不可避免的可吸入毒的一种。油经过高温加热后，形成丙烯醛、苯、甲醛等物质，不仅会损伤呼吸系统，对眼睛、皮肤等暴露于油烟中的器官也有很多伤害。所以在家烹制菜肴时，最好少放油，而且要打开抽油烟机。

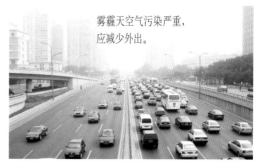

雾霾天空气污染严重，应减少外出。

饮用水

水是人体代谢不可或缺的重要物质，水的好坏与人们的健康长寿有着密切的关系。日常生活中，大家都很注意饮用水，但是由于整体环境的变化，水质本身已经发生了变化。如水中杂质增多，煮开的水中水垢越来越多等，这些都会影响着身体健康。现在很多家庭饮用矿泉水或者纯净水来避免自来水中物质，殊不知长期饮用矿泉水和纯净水也有弊端。

矿泉水中矿物质含量高，不宜煮开饮用，在高温加热过程中，水里所含的钙、镁等离子会析出，形成水垢，降低矿物质利用率。而且长期饮用矿泉水，会打破体内微量元素的平衡，也不利于身体健康。

此外，纯净水中缺乏矿物质元素，长期饮用有可能导致体内矿物质的缺乏。

食品

在食物种植产生过程中毒素也在累积如土地重金属污染、农药污染、食品添加剂、真菌污染等。如果人食用了生长在重金属污染土地上的农作物，会对健康产生影响，严重时可能会导致癌症；喷洒于农作物的农药被人体吸收后，往往积聚在脂肪组织内；色素、香料、糖精、味精和防腐剂等添加剂的影响综合在一起，有极大的致癌可能；食品的真菌污染也可能致癌，如会导致肝癌、胃癌的黄曲霉素污染。

此外，咸鱼、腊肠、腊肉、火腿、熏肉及熏鱼等，都含有微量的亚硝胺，而亚硝胺是一种致癌物质，容易导致消化道癌症。

日用品

常使用的日用品，如香水、剃须膏、牙膏、肥皂、洗发液、洗衣液、指甲油、化妆品等日用品，也有"毒素"。

日用品中所含的化学物质能通过皮肤侵入身体，进而产生"毒素"，被专家称为"经皮毒"。因此，使用日用品时要注意控制用量，尤其是那些具有浓缩、精华特点的日用品，只需一点点就能达到效果；经常更换日用品也是不错的方法，可以直接避免同一种毒素在身体内的长时间蓄积。

代谢产生的毒

人体在新陈代谢过程中，不可避免地会产生大量"毒素"。这些排泄出的废物包括一氧化碳、二氧化碳、甲烷、甲醛、丙酮、苯等。这些毒素若不能及时排出，就会被人体吸收，给身体造成伤害。

此外，工作压力带来的负面情绪也是内生毒素的重要因素。随着生活节奏的加快，工作压力、学业压力的增大，抑郁、焦虑等已经成为人们常见的精神状态。这些不良情绪会让人体免疫力下降、内分泌失调。所以平时宜注意调整情绪，保持愉悦的心情。

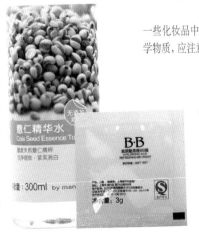

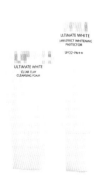

一些化妆品中含有较多的化学物质，应注意控制用量。

伪装在体内的毒素

代谢废物、摄入的有害物质，以及其他积存于体内的不健康物质，都称之为毒。但毒到底是什么？其实，毒是对身体有害物质的统称，具体到某种物质，就是大家耳熟能详的有害物质，如宿便、胆固醇等。

自由基

自由基是人体代谢产生的一种垃圾毒素。人体运行需要氧气，而氧气进入人体后，在体内进行氧化分解过程中，不可避免地产生副产品——自由基。自由基是少了一个电子的原子，为了维护本身的稳定性，它会抢夺细胞上的物质来完成自身的电子配对。

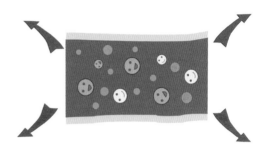

自由基所到之处，营养物质、细胞和组织都会受到它的侵犯。如果细胞的抵抗力不够强，自由基就会损害细胞结构，使细胞的寿命变短，进而影响身体健康。人体衰老、代谢变缓、关节炎、高血压、高脂血症等都与自由基密切相关。

自由基抢夺电子的过程被称为氧化过程，抵抗自由基的过程则为抗氧化。所以，生活中要提高抵抗力，多食用抗氧化食物，以抵抗自由基对细胞的伤害。

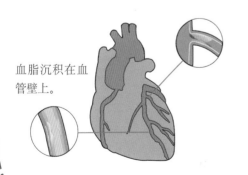

血脂沉积在血管壁上。

胆固醇

胆固醇是人体发育过程中不可缺少的物质，可合成激素；参与合成维生素 D_3，调节钙、磷代谢，促使骨骼正常发育；参与合成胆酸，促进脂肪吸收。但当体内的胆固醇量过高时，会对人体造成危害。

人体内过多的胆固醇沉积在血管壁上，会使血管逐渐变窄，血液留滞，从而导致高血压和心血管闭塞，此时的胆固醇便成了"毒脂"。

黏稠的血液

在医学上，血液黏稠被称为高黏血症，经常摄入含有高营养如高脂肪食物的人群，容易导致血液黏稠。血液黏稠可引起血液淤滞、循环不畅、供氧不足，出现头昏脑胀、胸闷气短、神疲乏力等症状。

乳酸

对人体来说，乳酸是疲劳物质之一，是保持体温和机体运动而产生热量过程中的废弃物质。乳酸在体内堆积过多，会使弱碱性的体液呈酸性，影响细胞吸收氧气、削弱细胞的正常功能。乳酸堆积在肌肉中，会令肌肉发生收缩，从而挤压血管，造成血流不畅，产生肌肉酸痛、发冷、头痛、头重等。堆积的乳酸如果无法代谢出去，天长日久，就会造成体质酸化，可能引起严重的疾病。

血尿酸

血尿酸是嘌呤物质代谢后的最终产物，主要由肾脏排出。如果尿酸产生过多或排出不畅，就会沉积在人体软组织或关节中，引发痛风、急性痛风性关节炎等疾病。

过食肥甘、饮酒过量、主食偏少、运动过少是痛风的主要诱因。经常应酬饭局，吃海鲜和动物内脏，再加上饮酒，最容易患痛风。要降低尿酸，应当多喝水，少饮酒，不要摄入过多脂肪和蛋白质，减少嘌呤摄入量。

宿便

人体肠道是一个绵长多褶皱的器官，许多残余的垃圾废物与毒物长时间滞留在肠道褶皱内，无法排出体外，就形成了宿便。中医认为，长期大便不通，易生腑热，进而引发多种问题。研究发现，人体粪便中含有许多杂菌和致癌病菌，宿便长期不能清除，将可能诱发直肠癌。同时，最近"细菌—脑—肠轴"理论提示我们肠道与大脑关系密切，肠道环境可影响大脑的发育和运转。所以，粪便在人体内停留时间越长，对人体危害也就越大。

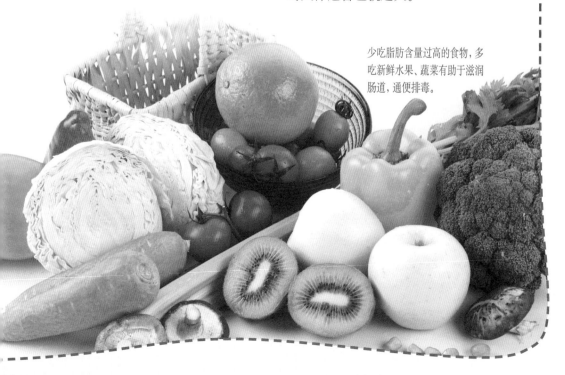

少吃脂肪含量过高的食物，多吃新鲜水果、蔬菜有助于滋润肠道，通便排毒。

你想了解的排毒方法和排毒问题

我们已经了解了毒是什么，知道了毒素的来源，那么应该怎样排毒呢？有什么简单易行、操作方便的排毒方法？日常生活中有哪些事项和排毒息息相关呢？下面是一些科学有效而又容易实施的排毒方法，并汇总了人们普遍关注的排毒误区和排毒问题，帮助你轻松排毒。

常见的排毒方法早知道

现代人体内毒素积累多，身材越来越胖，皮肤越来越不好，这都是毒素惹的祸，每个人都需要排毒。日常排毒需要简单易行的方法，下面这些方法是最容易实施的，大家可根据自身情况选择适合自己的方法。

饮食排毒法

饮食排毒是比较简单且较为流行的排毒方法，吃吃补补就能排毒，也比较符合现代人养生的观念。饮食排毒要注意饮食卫生、食品安全外，还可以采用素食、生食等排毒方法。

素食排毒

素食排毒是近年来比较流行的饮食排毒法，可以减少脂肪、蛋白质的摄入，有利于减肥。但素食主义也有很大的缺陷，即素食中普遍缺乏维生素 B_{12}，而且素食中的钙、锌等微量元素也很少，所以，在坚持素食排毒时，要注意营养均衡。

生食排毒

生食排毒是指通过吃能够生食的食物，来达到排毒的目的。食物在经过高温加热后，会流失部分营养，而生食可以最大限度地保留食物所有的营养，而且生食简单易行，方便操作。不过，生食并不适合所有人，而且也并不是所有的食物都适合生吃，要根据自己的身体情况进行选择。

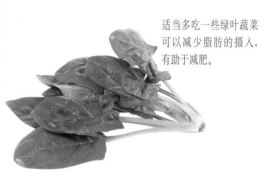

适当多吃一些绿叶蔬菜可以减少脂肪的摄入，有助于减肥。

流汗排毒法

研究表明，汗液中含有 150 多种有害物质，流汗也是机体排出体内废物的一种方式。让身体排汗最健康的方法是运动。

通便排毒法

通便排毒是大家最为熟知的排毒方法，主要是针对便秘患者。通便排毒的方法有很多，通过饮食调节，以及服用药物，甚至是灌肠等方法，都可以达到排便的目的。

利尿排毒法

排尿也是排出身体内代谢废物的一种方式，尿液中含有大量机体无法吸收的氮、磷、钾等成分，通过食物调节以及补充水分等方式，来增加尿液的排放，有助于排出体内积存的毒素。

运动排毒法

通过运动，身体的免疫力提高了，气血运行通畅了，毒素自然就会被排出体外。运动时容易出汗，身体内的废物因此被代谢出去。同时，运动后往往要补充水分，可促进排便，通过排便也有利于毒素排出体外。

精神排毒法

紧张、焦虑、烦闷等不良情绪严重影响生活质量和健康，不利于身体保持良好的代谢，要及时缓解精神压力，以避免更多的毒素给身体带来负担。

轻断食排毒法

轻断食是指通过轻微程度的断食来达到保持体内能量平衡的做法，一般是 1 周内选择 1 天或 2 天来进行轻断食。

通过这样简单的轻断食方法，可以大大改善身体新陈代谢，减轻机体代谢负担，有助于将毒素排出体外。

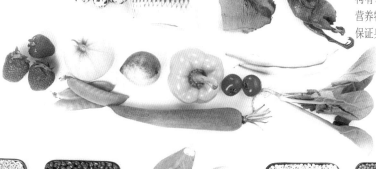

科学、均衡的饮食结构有利于身体对多种营养物质的吸收利用，保证身体健康。

带你认清排毒误区

排毒的方法有很多,但如果排毒的方法不对,不仅不能排毒,可能还会导致不良后果。要健康排出体内"毒素",就要了解排毒的误区,根据个人的体质和生活特点,选择适合自己的排毒方法,才能事半功倍。

❌ 误区一：排毒就得服用药物

有些人希望能通过药物等更快捷的方式来进行排毒,并且觉得药物更有效。但事实上"是药三分毒",而且排毒药物中多有大黄、番泻叶等苦寒泻下之物,长期使用反而容易导致胃肠功能紊乱。其实,排毒完全可以通过调节饮食、改变生活习惯来达到。

❌ 误区二：多喝水就能排毒

喝水排毒是公认的道理。我们经常听到,感冒了多喝水,运动时多喝水,坐在电脑前多喝水这样的话。多喝水可以排出体内毒素,已成为人们的共识。

毋庸置疑,水参与人体的各项新陈代谢活动,帮助消化食物、吸收营养、排出身体垃圾、参与调节体内酸碱平衡、维持体温,在各器官之间起润滑作用。然而,如果过量饮水会加大肾脏工作量。这会令血液中的钠元素过多地排出体外,血液中的盐分越来越少,细胞过多吸收水分,造成细胞水肿,引起身体其他功能紊乱,"水中毒"由此产生。可能会出现头晕眼花、无精打采、心悸等症状,严重时甚至会出现意识不清和昏迷。因此,喝水排毒也要注意适量饮水,每天合理的饮水量为1 500~1 700毫升。

❌ 误区三：只吃素

吃素的好处有很多,比如可控制体重、预防疾病、美容护肤等,但并非绝对。单纯吃素会引发营养不均衡,比如缺铁性贫血、缺钙、缺乏蛋白质等。如果想要健康排毒,最好荤素搭配。营养专家认为,经过科学安排的饮食搭配,再加上健康的生活方式,才能发挥更好的排毒效果,比素食更重要的是食物的结构,而不是素食本身。

❌ 误区四：排毒就要轻断食

轻断食排毒法并不适合每一个人。平时饮食比较油腻，经常吃大鱼大肉的人，以及身体肥胖、腰围较粗，或者有"三高"者，可以试试此方法。如果生活中本来吃得就不多，或者已有肉、蛋、奶摄入不足的情况，身体表现出怕凉怕冷、消化不良等症状时，尽量不要用轻断食法。

❌ 误区五：排毒就是腹泻

日常生活中，有些人一旦出现排泄不畅或便秘的情况，心中便会焦虑不安，认为自己是由于上火而引起的身体失律。于是他们前往药店、超市购买泻药、凉茶，隔三岔五饮用或服用含有番泻叶、大黄、芦荟等药物成分的胶囊、茶饮，或者通过各种方法来达到腹泻的目的，以求"降火"，快速解决便秘问题。然而，腹泻虽然排出了宿便，但是故意导致腹泻这种行为会刺激胃肠道，导致肠道内有益菌群的失衡，影响肠消化功能。

泻药、凉茶的药性大多寒凉，易损伤人体正气和"真火"，尤其是脾胃虚寒的人群更不宜服用。否则寒凉进一步损伤脾胃，胃肠不能充分吸收食物的营养，从而导致脾虚体寒，身体素质下降。

❌ 误区六：随时随地都可以排毒

尽管每个人都需要排毒，但是排毒并不适合随时随地进行，长身体的青少年时期，怀孕和哺乳期，以及非常疲劳时都不适合进行排毒，否则可能会产生恶心、腹泻等症状。

此外，排毒方法也要根据个人情况选择，如生食蔬菜水果不适合脾胃虚寒者等。所以排毒时，一定要根据自己的身体状况，选择适合自己的排毒时间和排毒方法。

你要知道的排毒问题

想要排毒，需要对"毒"有正确的认识，依靠科学的方法排毒。下面这些问题是人们普遍关注的，可以让你轻松、明了地排毒。

合理的进餐时间表

早餐：7:00-8:00 这时人体能够高效地吸收营养

上午加餐：10:30

午餐：12:00-12:30 及时补充人体所需的大量能量

下午茶：15:30

晚餐：18:00-18:30 不宜吃得太晚，以免增加肠胃负担，影响睡眠

↑经期喝温热的姜糖水助排毒

Q 喝水能排毒吗？

A 这个问题的答案是"能"。喝水能够刺激肠胃蠕动，帮助排便。还能够调节体内水分，加速排汗，达到良好的排毒效果。

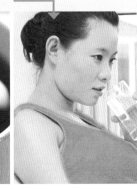

宜喝热水排毒

Q 吃蔬菜就能排毒吗？

A 从中医角度讲，多种蔬菜具有滋补身体、祛热祛火、促进消化等作用，这都属于排毒。如菠菜能滋阴平肝，胡萝卜能清热祛火等。

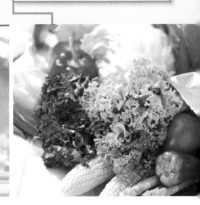

多吃蔬菜有助于排毒

Q 来月经是排毒吗？

A 月经是一种排毒方式，它让老化的子宫内膜随着经血排出，让子宫焕然一新。月经和排汗、排便一样，都可以促进机体新陈代谢。可以说，月经是对子宫的一次大扫除。

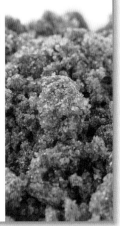

Q 足贴能排毒吗？

A 足贴是近几年比较流行的排毒产品，受到了年轻人的喜爱。足贴的作用原理类似于膏药，但成分不同。膏药是用中药开结行滞，以达药效，而足贴中的成分是粉末，消费者并不能直接鉴定其成分来源。所以，在选择的时候，最好慎重一些，购买前应先咨询医生。

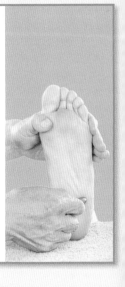

排毒食材推荐

黄瓜
中医认为黄瓜有利水利尿、清热解毒的功效。

土豆
土豆含有膳食纤维，能促进排便，预防便秘。

苦瓜
苦瓜中的苦瓜苷和苦味素有对抗病毒、防癌抗癌的功效。

菠菜
菠菜中所含微量元素，能促进人体新陈代谢，促进身体健康。

Q 什么食物好排毒？

A 五谷杂粮、蔬菜和水果，它们都是排毒养生的好食材。饮食要注意合理搭配，膳食平衡，适当多摄入水果蔬菜，在平衡膳食的基础上，可适当增加适合自己体质的食物。

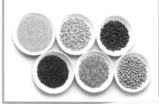

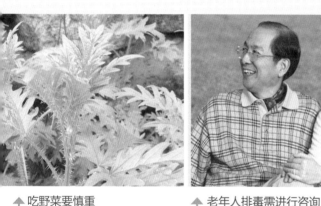

孕妇要慎重排毒

孕妇属于特殊人群，一举一动都关系着胎宝宝的健康安全，要在医生指导下进行排毒，不宜食用寒凉、刺激的食物。

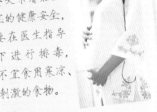

↑ 吃野菜要慎重

↑ 老年人排毒需进行咨询

Q 野菜纯天然无公害，是否更有利于排毒呢？

A 野菜可能含有细菌，其中某些营养成分并不适合人体，如果生活中喜欢吃野味野菜，很有可能摄入致病菌，或者令身体产生不良反应，不利于健康。许多绿色蔬菜都具有很好的排毒功效，可以多吃一些，要选择新鲜、无农药污染的蔬菜。

Q 哪些人不适合排毒？

A 身体比较虚弱的人不宜排毒，需要请教医生或专业人士进行调理。行动不便的老年人不宜排毒，以免影响正常的休息。下面三款汤适合老年人食用。

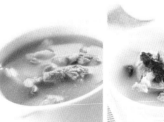

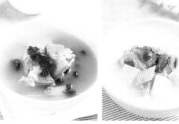

瘦肉老鸽汤　　　　桂圆肉当归煲羊肉　　　白萝卜豆腐羊肉汤

这是身体要排毒的信号

毒素在体内积聚，身体机能受到影响，就会发出求救信号，提醒你需要排毒了。当你的身体有以下这些信号时，不要忽视它们。排毒不仅能令身体健康、轻盈，也会令心情更加愉悦，让生活变得更好。

便秘、口臭你需要清肠排毒

便秘是身体需要排毒的重要信号，它是非常普遍的一种症状，可以影响各个年龄段的人。如果你感觉便意少，便次少，排便艰难、费力，排便不畅，大便干结、僵硬，排便间隔时间多于 3 天或 3 天以上，那么，你可能被便秘缠身了。尽管便秘给很多人带来了痛苦，但只有一小部分便秘者会去看医生，大部分人都觉得便秘不是病，不用治疗。其实，便秘的危害很大，粪便不能及时排出体外会产生大量毒素，这些毒素被人体吸收，会引发肠胃不适，危害身体健康。

口气也是令人尴尬的症状，睡眠不足、肝火旺盛、便秘等都会导致口腔异味，继而引发食欲减退、心情烦躁、面部油腻等症状。如果肠道内毒素过多，部分毒素分解会产生有异味的气体，进而引发口臭，这也说明身体需要清肠排毒了。

出现便秘、口臭情况要及时调整生活习惯，在日常生活中要多吃一些清淡、易消化、富含膳食纤维的食物，改善便秘情况，注意多饮水，避免摄入高油脂的食物。平时要多运动，还可以做一做按摩，会起到很好的缓解作用。有口气要注意口腔卫生，吃完东西后及时漱口、刷牙，但吃完酸性食物后，不要马上刷牙，应先漱口，过一段时间后再刷牙。此外，定期洗牙也是预防口气的重要方法。

缓解便秘小妙招

生活中排便困难，稍微用些小妙招，也能改善便秘。如可以试试改变排便时的姿势。蹲坐马桶时，使身体做微向前，给腹部施加适当压力，或排便同时用大拇指按住天枢穴（肚脐旁两横指处，左右各一）有助于排便。

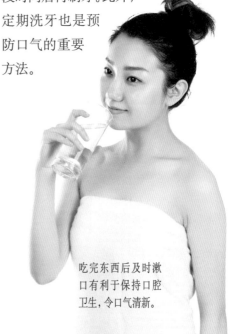

吃完东西后及时漱口有利于保持口腔卫生，令口气清新。

消化不良者 1 日饮食推荐

时间	餐点	食物
7:00 起床	1 杯温热的水	水的温度应在 40~60℃
7:20-8:00	早餐	1 碗山药粥 + 1 小碗豆腐白菜汤
10:30	加餐	1 个蒸苹果
11:30-12:00	午餐	烤馒头片 + 素炒油麦菜 + 清蒸鱼
15:00	加餐	2 片山楂麦芽糕
18:00-19:00	晚餐	1 碗小米粥 + 上汤娃娃菜 + 包子

消化不良需养胃排毒

消化不良是消化系统最常见的症状，每个人几乎都经历过消化不良的困扰。如果你感到持续性或间接性的腹部不适或疼痛、饱胀、胃灼热、嗳气等，或出现肚子胀、没有食欲、腹部肠鸣、排气增多等情况，这都是消化不良的表现，说明你的肠胃出了问题，需要养胃排毒。

有消化不良困扰的人要注意养成良好的饮食习惯，多吃一些健脾和胃的五谷蔬菜，饮食以清淡为主，避免食用油腻及刺激性食物，也不要吸烟、饮酒。要按时按量吃饭，可采用少食多餐的方法进食，避免暴饮暴食和睡前吃太多。有的人吃饭过快，这会加重肠胃负担，不利于肠胃功能的调整。要注意培养细嚼慢咽的好习惯，即使非常饥饿也不能吃得太快，避免刺激肠胃。吃饭前要喝点汤，吃饭时间至少要保持 20 分钟。如果觉得自己做不到，也可以改变餐具，比如用小匙盛饭，饭桌前贴上饮食好习惯等。

改善消化不良还要经常运动，加强锻炼，通过运动舒展肠胃，身体会由内而外感到舒畅。但饭后不宜做剧烈运动，可以散散步或做做腹部按摩。中医认为，按摩穴位也可以改善消化不良。胃经要穴足三里被称为人体的"健胃消食片"，有句谚语"常揉足三里，胜吃老母鸡"，所以每天按揉双侧足三里 3 分钟，消化功能会慢慢变好。足三里穴在双小腿外侧，外膝眼下四横指，胫骨前缘 1 横指的位置。如果你正在为消化不良烦恼，不妨试试按揉足三里。

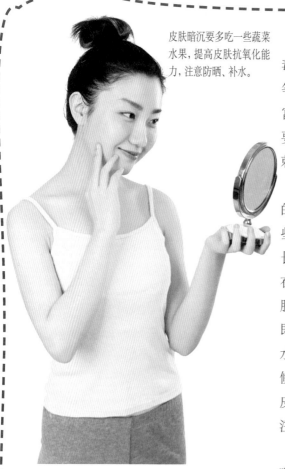

皮肤暗沉要多吃一些蔬菜水果，提高皮肤抗氧化能力，注意防晒、补水。

面色暗沉重点在润肺排毒

白皙的肌肤是通过控制黑色素来实现的。

中医理论认为，"肺主皮毛"，肺能将人体吸收的营养物质运送到身体的各个部位，更能外达于皮肤，使皮肤看上去滋润、有光泽。如果肤色暗沉、没有光泽，可以通过清肺润肺来解决。

改善面色暗沉，可以多吃一些具有排毒养颜功效的食物，如大豆、牛奶、红枣等，丝瓜、石榴、猕猴桃等蔬菜水果含有丰富的抗氧化成分，多食用也可以美白护肤。要少吃苋菜等光敏性食物，不要吃辛辣、刺激、油腻的食物。

想要拥有白皙的肌肤，除了养成良好的饮食习惯外，还要注意日常生活中的一些事项。要做好防晒，平日出门穿长裤、长袖衣服，暴露在外的皮肤要涂抹防晒霜。在太阳下暴晒后，要用温水或凉水清洁皮肤，但注意不要用碱性洗脸液。然后，立即为皮肤补水。如果条件允许，敷 1 片补水面膜是最完美的。最后，及时使用晒后修复产品，以阻止黑色素持续形成。清洁皮肤要彻底，可以隔几天做一次深层清洁，注意为皮肤补水。

养成规律的作息习惯，保证充足的睡眠，不要熬夜。内分泌也可以刺激皮肤产生黑色素。如果长时间内分泌紊乱，皮肤就会变黑，甚至出现各种色斑。因此，要想获得嫩白的肌肤，调整内分泌必不可少。保持规律的作息可以避免内分泌失调。

多吃富含维生素 C 的食物能美白

维生素 C 有美白皮肤的效果，平时多吃富含维生素 C 的食物有助于改善皮肤暗沉，一般在猕猴桃、柠檬、枣子、青椒、西红柿等水果蔬菜中，维生素 C 的含量非常丰富。

长痘痘要注意排湿毒

许多人都经历过长痘痘的困扰，脸上的痘痘此起彼伏，留下了许多痘印；痘痘过多缺乏自信，不愿意和人面对面交流；夏季想穿露背装，背部却长了许多痘痘……如果体内湿毒过多就会影响气血流通，毒素排不出来容易长痘痘。长了痘痘不要过于紧张，可以通过饮食进行调理，多吃一些清淡排毒的蔬菜水果，远离油脂过多、辛辣刺激的食物，也可以喝一些花茶清热利湿。还要注意保持轻松愉悦的心情，保证规律的作息，多做运动。

长痘痘时不要大量使用化妆品和遮瑕产品，注意清洁皮肤，多补水，但不要经常洗脸，一天洗 2 次脸即可，经常性的洗脸，易刺激皮脂腺的分泌功能，使得皮肤表面的油脂被洗掉。皮脂腺可以使肌肤自主地分泌油脂，如果经常洗脸，皮脂腺会受到破坏，油脂分泌也会失去平衡，皮肤就会油光满面，呈现外油内干的现象。

不要使用磨砂膏和收敛水，磨砂膏和收敛水会过度刺激表皮细胞，恶化发炎的肌肤，同时也会刺激皮脂腺的分泌功能，使肌肤状态变得更差。另外，收敛水会使得毛孔收缩，让原本被堵塞的毛孔洞口更小，污物更难排出，新陈代谢受阻，延缓痘痘的愈合时间，也易留下痘印。

还要特别注意不要挤痘痘，如果用手或工具去挤压痘痘，非但不会减轻症状，反而会因为手上的细菌而造成二次感染，或因挤压的力度过大，造成皮下瘀血，易形成疤痕和痘印，更不利于痘痘恢复。

长痘痘的位置与症状

位置	症状
额头生痘	心火旺：烦躁紧张等情志刺激、熬夜；可多食苦瓜、西瓜、淡竹叶水等
两眉之间生痘	肝气不畅：熬夜、抑郁、过量饮酒；宜多吃绿色蔬菜、水果
下巴生痘	肾气虚或下焦湿重：过度劳累或过食生冷寒凉；宜多吃木耳、黑豆、黑米等，或小米、玉米等
鼻头生痘	肺胃有热：过食辛辣、味重食物、抽烟喝酒；可多食芦笋、荸荠、黄瓜、芦根水

脱发、白发要排毒养肾

现代许多年轻人工作繁忙，经常熬夜加班，不注意饮食，再加上长期使用手机、电脑等有辐射的电子产品和接触严重污染的环境，导致越来越多的人大量脱发，发际线越来越高，年纪不大白发却很多，这给人们带来了极大的困扰。除了外部因素外，肝肾不足、营养不良、精神压力大等内毒因素也会导致脱发、白发，不想面对"秃如其来"要从养肾排毒做起。

日常生活中有许多食物对脱发、白发有很好的缓解作用，如核桃、黑芝麻、黑米、黑豆等，平时可以适当多吃一些。辛辣刺激、油炸、高油高糖的食物要少吃。注意保证充足的睡眠，保持良好的情绪和愉悦的心情，缓解工作和生活中的压力。

按摩头皮也可以减少脱发，头皮是丰盈发丝的发源地，提供营养以帮助维持头发中的角蛋白，使头发坚固、黑亮，因此拥有健康的头皮状态，就会拥有健康的头发。可以每天用梳子轻轻梳头发300下，有助于促进头皮血液循环。还可以用食指与中指在头皮上画小圆圈，并按压头皮：先从额经头顶到后枕部，再从额部经两侧太阳穴到枕部，以每分钟来回按压30~40次为宜。

另外，洗头的方式也很重要，很多年轻女性脱发也可能是由于洗发、护发方式不对。无论用什么品牌的洗发水，都宜倒在手心中，用两手互搓出泡沫后，再由发梢向发根涂抹，不要将洗发液、护发素直接涂抹于头皮上。

洗头时可以轻柔按摩头皮，可以促进血液循环。不要大力抓头皮，以免破坏头皮细胞。

掉头发是正常现象

头发每天掉50~100根是正常的。头发原本就有一个生长与衰老的周期，这是新陈代谢现象。要保证充足的睡眠，可以促进皮肤及毛发正常的新陈代谢。

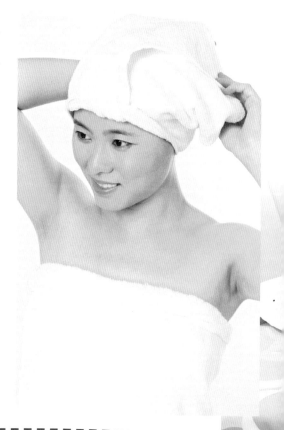

烦躁、焦虑需疏肝排毒

情绪受内分泌调节，同时焦虑、烦躁等不良情绪也会影响内分泌的平衡。当体内有毒素时，身体各机能代谢压力变大，内分泌就会失去平衡，易引起不良情绪产生。有很多年轻人容易生气、发脾气，这可能与心、肝积聚的毒素有关。

紧张、焦虑、烦闷等不良情绪严重影响生活质量和健康，不利于身体保持良好的代谢，需要及时缓解精神压力，以免更多的毒素给身体带来负担。面对生活和工作中的问题要放松心情，积极主动地应对，多与他人沟通交流，多发现生活的乐趣，培养个人兴趣爱好。烦躁时可以听听舒缓的音乐，心情郁闷可以看一些轻松搞笑的节目，也可以通过旅行、购物、品尝美食等方式放松心情。

疲劳、倦怠要排毒减负

疲劳、倦怠是身体某些器官修复的征兆，也是身体康复的必经之路。但如果经常觉得疲劳、倦怠，表明身体某些器官或机能始终处于负担过重状态，或者修复阶段，需要通过排毒来调整身体，减轻负担，并使身体机能保持良好的运行。

感到疲惫时要注意休息，可以先放下手中的工作，适当放松自己，减少思考，让大脑休息一下。注意调整作息，早睡早起，不要熬夜，放慢生活节奏，学会劳逸结合。多锻炼身体，有时间可以做个全身按摩。周末多出去走走，亲近自然，放松身心。书籍、音乐、电影都是唤醒心灵的良方，它们为我们展现了不同的时间和空间，也让我们感受到这个世界中的温暖、力量和爱。所以，闲暇时不妨读一本好书、听一首好歌、看一场电影，让心静下来享受惬意时光。

身体感到疲惫时不妨好好睡一觉，可以让身体得到休息，养精蓄锐。

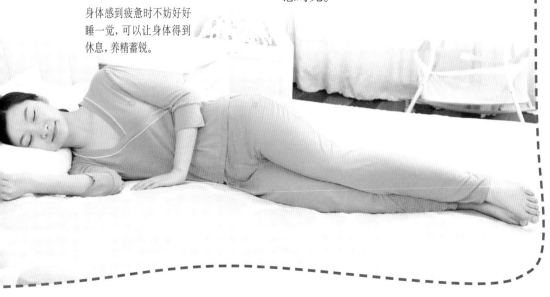

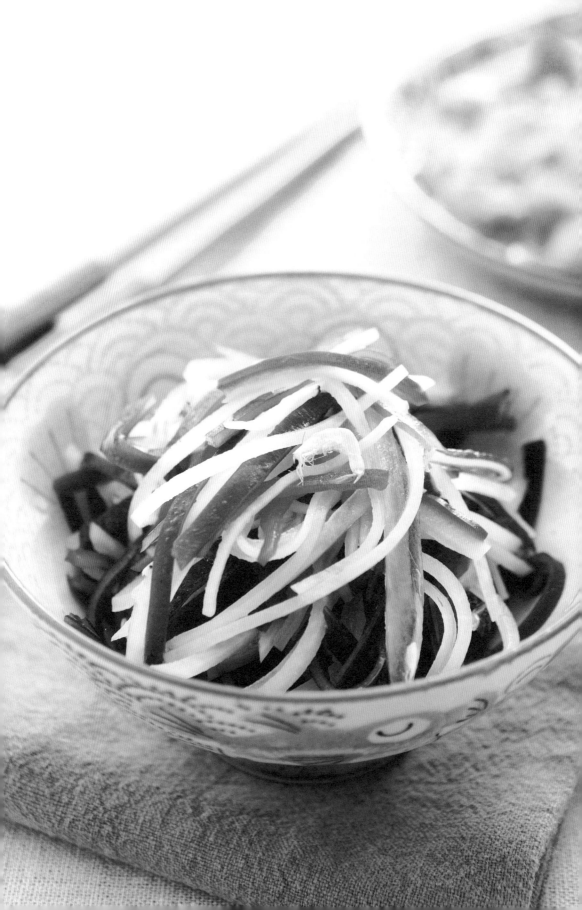

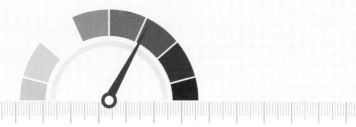

第二章
吃对助排毒

每个人的体内都有毒素，如果不能及时排出会出现便秘、消化不良、面色暗沉、痘痘、色斑、脱发等各种让人烦恼的问题。许多人面对毒素不知所措，担心自己"中毒"太深不好治疗，排毒其实很简单，日常生活中有许多食物具有排毒功效，只要养成健康的饮食习惯，科学选择食材，合理搭配，就可以在平常的一日三餐中轻松排出毒素，恢复健康。

瘦身排毒这样吃

现代人吃的高糖、高脂肪食物越来越多，脂肪超过了肝脏的负荷量，渐渐囤积在臀部、腹部、手臂、大腿等易长肉的部位。每个人都希望拥有苗条的身材，巧吃食物，增强代谢，有助于减掉身体多余的脂肪，塑造优美身形。

土豆：促进肠胃蠕动

土豆既是主食，又是蔬菜，富含膳食纤维，能有效促进胃肠蠕动，脂肪含量低，有利于减少脂肪摄入，控制体重。

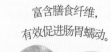
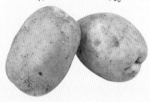

富含膳食纤维，有效促进肠胃蠕动。

黄瓜：补水、饱腹

黄瓜中含有丰富的水和膳食纤维，进入胃肠后，很容易产生饱腹感，并且热量很低。黄瓜所含大量的维生素、矿物质和水等成分，还有助于促进身体代谢、排毒。

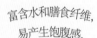
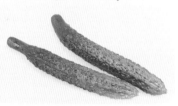

富含水和膳食纤维，易产生饱腹感。

油菜：维生素 C、膳食纤维

油菜中含有丰富的维生素C，具有很好的抗氧化、防癌抗癌功效，生活中宜适量多吃。其中大量的膳食纤维也有助于促进肠道蠕动，缩短粪便在肠道停留的时间，有助于减肥。

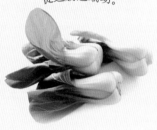

富含维生素 C 和膳食纤维，促进肠道蠕动。

方便面：减缓代谢

　　方便面中含有大量添加剂和油脂，会减缓身体代谢，增加"毒素"。

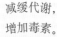
减缓代谢，
增加毒素。

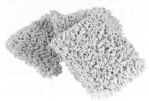

 饼干：高油脂、高热量

　　饼干是高油脂、高热量的典型食物，而且口味甜腻，深得青少年和女性的喜欢。不过，其高油脂、高热量、高糖等特点，会令摄入的热量大大增加，促进脂肪堆积。此外，蛋糕、巧克力等也有相同作用。

高脂、高糖，
想要瘦身者宜限制食用。

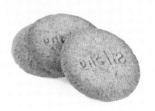

 花生：油脂含量高

　　花生、瓜子等坚果中含有大量油脂，是高热量食物，少量食用有助于补充维生素 E、不饱和脂肪酸等有益营养，但摄入过多易导致肥胖。

高脂食物，适量食用有益健康，不可过量。

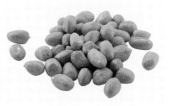

测测你肥胖吗

身体质量指数(BMI)是衡量人体胖瘦程度的科学指数，算法为：BMI= 体重(千克)÷〔身高(米)²〕，一般指数在18~22.9之间为正常，身体质量指数等于或大于23为超重，超过30，则为肥胖。

糙米

糙米是稻米脱壳后仍保留皮层、糊粉层和胚芽的米，糙米对糖尿病患者及肥胖者非常有益，因为糙米中的碳水化合物被膳食纤维所包裹，进入体内，胃肠消化速度较慢，可使人长时间保持饱腹感，并能促进肠蠕动，加快代谢。

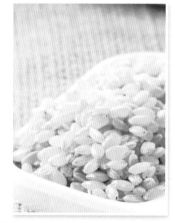

排毒食材解析

糙米富含碳水化合物和膳食纤维，可以促进肠胃蠕动，加快身体代谢。糙米饭的血糖指数比白米饭低得多，在吃同样重量时具有更好的饱腹感，有利于控制食量，从而帮助肥胖者减肥。糙米中的 B 族维生素和维生素 E 能提高人体免疫功能，促进血液循环。

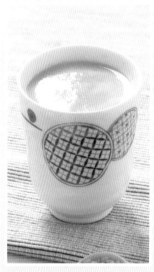

Tips：牛奶与糙米汤同食，会导致维生素 A 大量损失，长期食用，容易导致"夜盲症"。

这样吃好排毒

◆ 打成米浆饮用：用豆浆机制成米浆饮用，基本保留了糙米的营养物质，而且打成米浆的形式也非常利于胃肠吸收、消化。

◆ 煮粥食用：糙米口感较粗，质地紧密，煮起来也比较费时。解决方法是煮前将糙米用冷水浸泡过夜，然后连浸泡的水一起放入高压锅，煮半小时左右，则可改善口感。

◆ 与大米搭配蒸饭：在蒸饭时，适当加入糙米，保证每天吃 150 克左右的糙米饭，能充分发挥糙米的保健作用。

◆ 与苋菜搭配：可以补气、清热、利肠。糙米与苋菜搭配，膳食纤维含量高，有助于促进胃肠蠕动，排出宿便。

◆ 煮制时间不宜过长：糙米口感粗粝，应提前浸泡，但需要注意的是，煮制时间不宜过长，以不超过 1 小时为宜，否则其特有的营养容易流失。

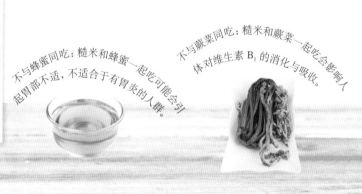

不与蜂蜜同吃：糙米和蜂蜜一起吃可能会引起胃部不适，不适合于有胃炎的人群。

不与蕨菜同吃：糙米和蕨菜一起吃会影响人体对维生素 B_1 的消化与吸收。

苋菜糙米粥

原料：苋菜 20 克，糙米 40 克，盐适量。

做法：① 苋菜洗净切碎；糙米洗净，提前浸泡备用。② 锅内放入适量水和糙米，煮成粥。③ 加入苋菜碎和适量盐，用大火煮开即可。

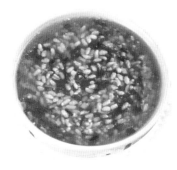

排毒功效：糙米中的膳食纤维和苋菜中的膳食纤维完美搭配，有助于增强饱腹感，控制体重。

燕麦糙米糊

原料：燕麦、糙米各 40 克，红枣 5 颗，枸杞子、冰糖各适量。

做法：① 糙米淘洗干净，提前浸泡。② 枸杞子、燕麦分别洗净；红枣洗净，去核。③ 将所有材料倒入豆浆机打成米糊，煮熟米糊后加冰糖调味即可。

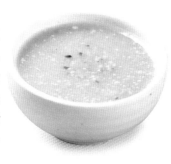

排毒功效：富含膳食纤维，可加快肠胃蠕动，有利于排毒。

糙米南瓜拌饭

原料：大米 200 克，糙米 80 克，南瓜 150 克，盐适量。

做法：① 大米、糙米分别淘净后浸泡 1 个小时。② 南瓜去皮去籽，切小块。③ 泡好的米放入电饭锅，煮成饭；待电饭锅内的水煮开，倒入南瓜块，继续煮至熟。④ 饭熟后，加少许盐调味即可。

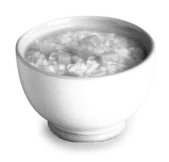

排毒功效：糙米可增强饱腹感；南瓜中含有丰富的膳食纤维能够帮助食物消化，促进排毒。

排毒搭配

糙米 + 辣椒：糙米中含有大量膳食纤维，可以加速身体代谢；辣椒中的辣椒素有促进血液循环，加速新陈代谢，有助于避免脂肪堆积。

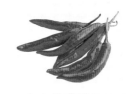

糙米 + 红薯：二者均富含膳食纤维，低脂肪、低热量。红薯进入肠胃后容易产气，导致腹胀，与糙米搭配食用可以避免这种情况。

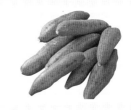

糙米 + 薏米：糙米中的膳食纤维能够促进胆固醇排出体外；薏米能够利湿化痰，降低胆固醇含量。二者搭配能有效控制胆固醇过高，排出体内湿毒。

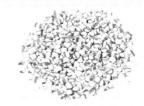

黄瓜

　　黄瓜是我们日常生活中常见的一种蔬菜，口感清脆，汁水丰盈，有许多功效。黄瓜所含的脂肪和热量都很低，非常适合减肥时食用；所含水分充足，可以清热解渴，利尿排毒。黄瓜含有丰富的维生素，能有效地促进机体的新陈代谢，具有抗衰老的作用。

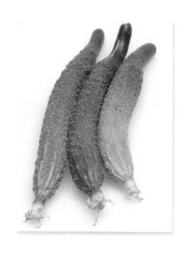

排毒食材解析

黄瓜中所含的葡萄糖苷、果糖等不参与通常的糖代谢，所含的丙醇二酸，可抑制碳水化合物转变为脂肪，具有减肥效果，所含的多种维生素和生物活性酶能促进机体代谢，有利于排出毒素。黄瓜的利尿效果很好，尤其是能降低尿酸等毒素对人体的危害。

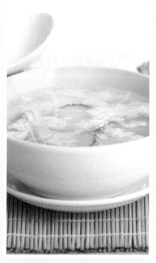

Tips：脾胃虚寒者不宜生食黄瓜，可以煮汤、炒菜食用。

这样吃好排毒

◆ 吃黄瓜把儿：黄瓜把儿含有较多的葫芦素 C，是难得的排毒养颜食物。动物实验证实，这种物质具有明显的抗肿瘤作用。

◆ 最好生吃：生吃能最好地保留黄瓜的营养，有瘦身、利尿作用。高温加热后营养会流失。

◆ 生食黄瓜前一定要浸泡 15 分钟：黄瓜的表面可能会遗留农药，所以在生食前，最好放在水中浸泡 15 分钟，洗净后再食用。

◆ 不宜与富含维生素 C 的食物搭配：黄瓜含有维生素 C 分解酶，能破坏其他食物中所含的维生素 C，使营养价值大打折扣。

黄瓜芹菜汁

原料：芹菜 100 克，黄瓜 1 根。

做法：① 黄瓜洗净，切段；芹菜去根和叶，洗净后切段。② 将食材放入榨汁机中，加适量温开水，榨汁即可。

排毒功效：黄瓜和芹菜的热量都很低，榨汁同食可以降脂降压、瘦身减肥，适合肥胖症、高血压者食用。

黄瓜炒木耳

原料：黄瓜 1 根，木耳 20 克，葱花、盐各适量。

做法：① 黄瓜洗净切片；木耳发泡好，撕成小朵。② 油锅烧热，放入葱花煸炒，再放入木耳翻炒均匀。③ 倒入黄瓜片继续翻炒，加适量盐调味即可。

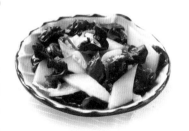

排毒功效：该菜品清淡少油，富含维生素和水分，可以瘦身排毒。

蒜蓉拌黄瓜

原料：黄瓜 2 根，蒜蓉、香油、白醋、盐各适量。

做法：① 黄瓜洗净，切段。② 黄瓜段上撒盐，加适量白醋、香油、蒜蓉拌匀即可。

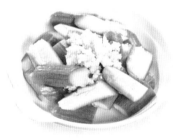

排毒功效：黄瓜具有美白嫩肤、瘦身减肥的作用；大蒜不仅可以调味，还有杀菌作用。二者搭配，排毒效果更佳。

莲藕黄瓜沙拉

原料：莲藕 1 小节，黄瓜半根，圣女果 4 个，红椒丝、沙拉酱各适量。

做法：① 莲藕、黄瓜分别洗净切丁，圣女果洗净，对半切开。② 将莲藕丁放入沸水中煮熟，捞出，沥干。③ 将莲藕丁、黄瓜丁、圣女果装盘，淋上沙拉酱搅拌均匀，点缀红椒丝即可。

排毒功效：该菜品富含膳食纤维，可促进肠道蠕动，低脂低热，好吃不增重。

排毒搭配

黄瓜 + 蜂蜜：黄瓜富含膳食纤维，可以促进肠道蠕动，缓解便秘助消化，其中的水分有利尿的作用，有助于带走体内毒素；蜂蜜可以润肠通便，清热解毒。

黄瓜 + 豆腐：二者搭配含有丰富的水分和膳食纤维，不仅可以清肠胃、助消化，加速新陈代谢；而且低脂肪、低热量，有助于瘦身减肥，还可以降低体内胆固醇含量。

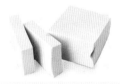

黄瓜 + 豆芽：高膳食纤维的组合，有助于加速肠胃蠕动，促进消化，排出宿便；富含维生素，可以提高身体免疫力。二者所含的脂肪低，是瘦身的好食材。

土豆

土豆既可作主食又可当蔬菜，在营养上，比大米、面粉有更多优点，能提供热量，而且营养成分全面，结构合理，水分多、脂肪少，富含维生素、矿物质，很适合瘦身过程中当作主食食用，尤其适合下肢水肿者食用，有消腿肿的作用。

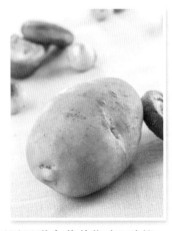

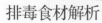

排毒食材解析

土豆含有丰富的膳食纤维，食用土豆不仅可以促进肠道蠕动，帮助消化，还可以去积食，防便秘，并且可以预防大肠癌，是瘦身减肥的佳品。土豆低脂肪、高热量，可以当主食食用，增加饱腹感；富含维生素和矿物质，营养全面。

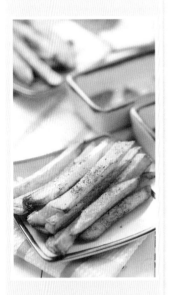

Tips：糖尿病患者不宜多吃土豆；减肥、肥胖者不宜吃炸土豆。

这样吃好排毒

✦ 每人每周食用5次：《中国居民膳食营养指南》建议每人每周食用5次左右薯类，每次食50~100克。

✦ 当主食食用：减肥期间可以将土豆当作主食食用，土豆中的营养进入人体后能直接转化为葡萄糖，其中所含丰富的膳食纤维还可增加饱腹感。

✦ 宜与富含优质蛋白的肉类搭配：如鸡肉、鸭肉、鱼肉等，也可以搭配适量的猪肉、牛肉等，能弥补土豆中蛋白质含量低的情况，但肥胖者不宜多吃肉类。

✦ 宜与牛奶等乳制品搭配：土豆中蛋白质、钙和维生素A的含量都比较低，与全脂牛奶等乳制品搭配营养更丰富。

✦ 当主食时适当减少其他主食摄入：土豆是低热量食物，但是也能为身体提供热量，所以将其作主食食用时，宜减少其他主食摄入量，甚至不吃其他主食，以免摄入过多热量。

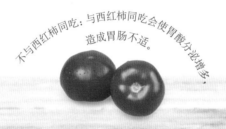

不与西红柿同吃：与西红柿同吃会使胃酸分泌增多，造成胃肠不适。

西式土豆泥

原料： 土豆 2 个，牛奶 50 毫升，黑胡椒粉、盐各适量。

做法： ① 上豆洗净，去皮，隔水蒸熟。② 将蒸熟的土豆捣成泥，加入牛奶、黑胡椒粉、盐拌匀即可。

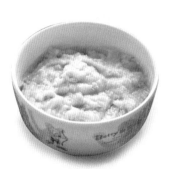

排毒功效： 土豆富含膳食纤维，做成土豆泥当作主食吃既美味又瘦身，还能补充多种营养物质。牛奶可补充蛋白质。

土豆虾仁沙拉

原料： 土豆 1 个，虾仁 3 只，黄瓜半根，玉米粒、胡椒碎、盐各适量，沙拉酱 1 大勺。

做法： ① 虾仁用胡椒碎、盐腌制片刻，玉米粒煮熟捞出。② 土豆去皮，蒸熟，捣成泥。③ 黄瓜洗净切丁，放入土豆泥中，再放入玉米粒、虾仁、沙拉酱和适量盐，拌匀即可。

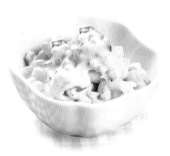

排毒功效： 这款沙拉可以瘦身减脂，且营养丰富、均衡。

西蓝花土豆饼

原料： 土豆 1 个，西蓝花 50 克，鸡蛋 2 个，面粉 200 克，盐适量。

做法： ① 土豆洗净，去皮，擦成细丝；西蓝花洗净，用开水焯熟，捣碎备用。② 在面粉中打入鸡蛋，放入土豆丝和西蓝花碎，加适量盐，加水调成糊状。③ 油锅烧热，放入面糊摊成饼状，煎至两面金黄即可。

排毒功效： 土豆含有膳食纤维，可加快肠道蠕动；西蓝花富含维生素，与土豆同食营养更全面。

排毒搭配

土豆 + 牛奶： 土豆含有膳食纤维，可以加速肠胃蠕动，促进消化吸收；牛奶富含优质蛋白质，二者搭配既可以瘦身减肥，又可以保证营养全面均衡。

土豆 + 牛肉： 土豆低脂肪、低热量，可以当作主食食用，减少其他食物的摄入，有利于控制体重；搭配牛肉食用可以补充人体所需的热量。

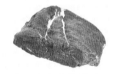

土豆 + 黄瓜： 土豆和黄瓜中都含有大量膳食纤维，可以促进肠道蠕动，清肠助消化，加速新陈代谢，帮助排出体内积存的脂肪和杂质，起到清体瘦身的作用。

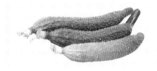

凉拌三丝

原料：土豆1个，胡萝卜半根，木耳、盐、葱花各适量。

做法：① 土豆、胡萝卜分别洗净，去皮，切成细丝；木耳泡发，洗净切成丝。② 将土豆丝、胡萝卜丝、木耳丝焯熟；捞出加盐搅拌。③ 油锅烧热，放入葱花煸出香味，浇在三丝上拌匀即可。

排毒功效：三丝搭配膳食纤维含量高，可加速肠道蠕动；补充人体所需维生素。

富含膳食纤维，促进肠胃蠕动

富含维生素，清热解毒

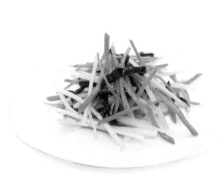

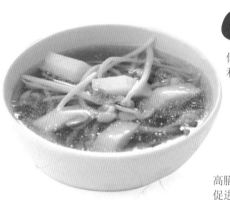

低脂肪，利于瘦身

高膳食纤维，促进肠道蠕动

豆芽土豆汤

原料：土豆1个，豆芽200克，葱末、香菜末、盐、鸡精各适量。

做法：① 土豆洗净，去皮，切块；豆芽洗净备用。② 油锅烧热，放入葱末煸出香味；放入豆芽翻炒。③ 锅中加水烧开，放入土豆块，小火炖半小时，加入香菜末、盐、鸡精调味即可。

排毒功效：土豆和豆芽均富含膳食纤维，可排毒减脂；清淡少油，利于减肥。

土豆烧茄子

原料：土豆1个，茄子1个，葱花、盐、白糖各适量。

做法：① 土豆、茄子分别洗净，去皮，切块。② 油锅烧热，放入葱花煸香；放入土豆块翻炒。③ 放入茄子块继续翻炒，加入盐、白糖和适量水烧开；大火收汁即可。

排毒功效：清淡少油，利于减肥；富含膳食纤维，可以促消化，助排毒。

促进肠道蠕动，助消化

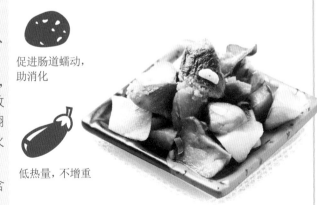

低热量，不增重

香菇炒土豆条

原料： 土豆1个，香菇50克，青椒、红椒各20克，蒜末、盐、生抽各适量。

做法： ① 土豆洗净去皮，切粗条；香菇洗净切条；青椒、红椒分别洗净切块。② 油锅烧热，放入蒜末炒香；放入土豆条翻炒。③ 放入香菇条、青椒块、红椒块炒熟，加入盐、生抽调味即可。

排毒功效： 土豆含膳食纤维，可加速脂肪代谢；香菇低脂低热，有利于减肥。

高膳食纤维，加速脂肪代谢

补充果胶、果酸，缓解便秘

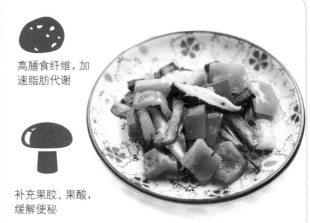

土豆拌海带丝

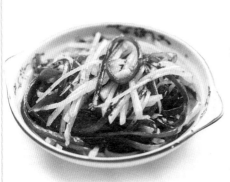

脂肪含量低，不长肉

促进胃肠蠕动

原料： 土豆1个，海带丝20克，盐、生抽、香油、陈醋各适量。

做法： ① 土豆洗净，去皮，切成丝；海带丝浸泡20分钟。② 锅中加水烧开，放入土豆丝焯一下捞出，冲凉水。③ 将海带丝放入土豆丝中，加适量盐、生抽、陈醋、香油搅拌均匀即可。

排毒功效： 该菜品清淡少油，含膳食纤维，利于加速脂肪代谢；营养均衡全面。

南瓜炖土豆

原料： 南瓜300克，土豆1个，青椒、红椒各半个，盐、蒜末各适量。

做法： ① 南瓜、土豆分别洗净，去皮切块；青椒、红椒洗净切片。② 油锅烧热，放入蒜末煸香。③ 放入南瓜块、土豆块、青椒片、红椒片翻炒，加水烧开，转小火慢炖；加盐调味即可。

排毒功效： 土豆和南瓜中的膳食纤维可以促进肠胃蠕动，排出宿便和毒素。

助消化，排宿便

富含膳食纤维、水分充足，可润肠

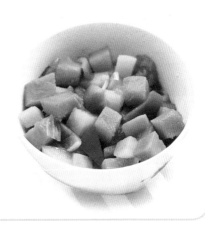

芋头

芋头是低热量、低脂肪食物，含有丰富的 B 族维生素，可促进细胞再生，保持血管弹性。芋头表面的黏液蛋白，被人体吸收后能产生免疫球蛋白，可提高机体的免疫力。它含有的碳水化合物成分，易于被身体吸收，可改善消化功能。

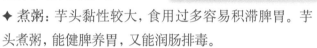

排毒食材解析

芋头含有膳食纤维，可以促进肠道蠕动，缓解便秘，清体排毒；其表面的黏液蛋白能够增强人体免疫功能。芋头营养价值高，富含钙、磷、B 族维生素、钾、镁、钠等多种成分，可以增强人体免疫功能。

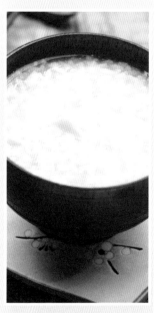

Tips：腹胀者不宜多吃芋头。

这样吃好排毒

◆ **煮粥**：芋头黏性较大，食用过多容易积滞脾胃。芋头煮粥，能健脾养胃，又能润肠排毒。

◆ **蒸芋头**：蒸米饭时，放两块芋头一起蒸熟，当作主食食用，有助于减少其他主食摄入，控制热量。

◆ **一定要蒸熟煮透再吃**：芋头有毒，而且其所含的淀粉颗粒未经高温破坏的话，难以消化，会加重胃肠负担，反而不利于健康，所以一定要蒸熟煮透再吃。

南瓜芋头煲

原料：南瓜 200 克，芋头 2 个，干贝 20 克，白果 20 克，盐、香葱、生姜各适量。

做法：①芋头洗净，去皮，切块；南瓜去皮，去瓤，去籽，切块；干贝浸泡沥干，白果去壳。②将南瓜块、芋头块放入砂锅中，加入干贝、白果和适量生姜；加水或高汤烧开，转小火煲 30 分钟。③煲好后加入盐、香葱调味即可。

排毒功效：南瓜和芋头均富含膳食纤维，可促进肠道蠕动，利于清体排毒；营养成分丰富，可以增强免疫力。

不与红薯同吃：与红薯同吃会使胃酸分泌增多，造成胃肠不适。

不与香蕉同吃：一起吃易使胃不适，感觉胀痛。

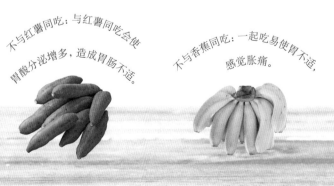

三文鱼芋头三明治

原料： 三文鱼肉 50 克，芋头 2 个，面包片 2 片，西红柿片、盐各适量。

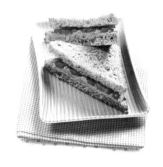

做法： ① 三文鱼肉蒸熟捣碎；芋头蒸熟，去皮捣碎，加三文鱼肉碎、盐拌匀。② 在两片面包片中夹入三文鱼芋头泥和西红柿片，切成三角形即可。

排毒功效： 芋头能改善消化功能；三文鱼含有丰富的蛋白质和糖类，还能够抗氧化。

芋头排骨汤

原料： 芋头 2 个，排骨 300 克，姜片、盐各适量。

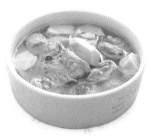

做法： ① 芋头洗净去皮，切块；排骨洗净。② 锅中加水烧开，放入排骨氽一下，捞出备用。③ 将排骨和姜片放入砂锅中，加水烧开，放入芋头块，转小火慢炖 1 小时，加盐调味即可。

排毒功效： 芋头中的黏液蛋白可以吸附肉类中的油脂，可以减少脂肪摄入。

叉烧芋头饭

原料： 芋头 2 个，五花肉 100 克，熟米饭 1 碗，蒜末、盐各适量。

做法： ① 芋头洗净去皮，切成小块；五花肉切成小块。② 油锅烧热，加入蒜末和五花肉炒香，放入芋头块继续炒。③ 倒入米饭翻炒均匀，加盐调味即可。

排毒功效： 芋头富含膳食纤维，可以减脂促消化，还能吸收肉类中的脂肪，有助于减肥。

排毒搭配

芋头 + 牛肉： 芋头低热量、低脂肪，可当作主食食用，有助于控制体重；芋头缺少蛋白质和脂肪，搭配牛肉食用营养更均衡，可养气补血，强身健体。

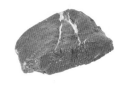

芋头 + 大米： 芋头黏性较大，吃得过多易在肠胃内产生气体，会导致肠胃不适，与大米等谷物搭配可以保护肠胃，减缓不适情况，易于食物的消化吸收。

芋头 + 南瓜： 芋头和南瓜均含有大量膳食纤维，二者搭配食用能促进肠胃蠕动。芋头中的黏液蛋白可以减少脂肪堆积，南瓜中的果胶能吸附体内杂质，帮助机体排毒。

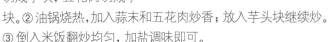

油菜

　　油菜是十字花科植物。十字花科蔬菜都有非常好的抗氧化、防癌抗癌功效，这与此类植物中含有的芥子油、植物激素密不可分，生活中宜适量多吃。油菜含有大量的膳食纤维且脂肪含量低，有助于宽肠通便是瘦身的好食材，油菜含有大量胡萝卜素、维生素 C 和钙质，有助于增强机体免疫能力，还能预防骨质疏松。

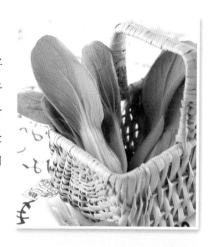

排毒食材解析

油菜中含有的大量的膳食纤维有助于促进肠道蠕动，缩短粪便在肠道停留的时间，使宿便快速排出体外，缓解便秘，有助于减肥；还能与胆酸盐和食物中的胆固醇及甘油三酯结合，并从粪便排出，从而减少脂类的吸收，故可用来降血脂。油菜所含的脂肪和热量都很低，适合瘦身时食用。

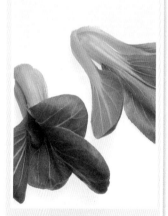

Tips：孕早期妇女及脾胃寒凉者不宜多食。

这样吃好排毒

✦ 每次吃 200 克，每周吃 2~3 次：大量膳食纤维的摄入有可能导致肠道蠕动过于激烈，吃油菜时一般每周吃 2~3 次，每次吃 200 克。

✦ 喝汤后可先吃油菜：要注意进餐顺序，喝汤后，先吃油菜，再吃少许肉类，然后再吃米饭，比较符合胃肠对食物的吸收规律。

✦ 要现做现切：现切现炒，并用大火快炒，可保证油菜的营养成分不被破坏。

✦ 烹制油菜过夜后不宜食用：绿叶蔬菜烹制后，放置时间超过 8 小时，其中的致癌物质——亚硝酸盐类就会大大增加，不利于身体健康。

不与南瓜同吃：两者搭配会影响维生素 C 的吸收。

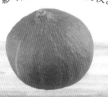

不与山药同吃：两者同吃会影响人体对于营养的吸收。

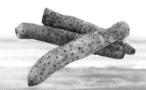

冬笋香菇扒油菜

原料：油菜 200 克，冬笋 1 根，香菇 4 朵，葱末、盐各适量。

做法：① 油菜洗净切段；香菇洗净切片；冬笋切片，放入沸水中焯熟。② 油锅烧热，放入葱末、冬笋片、香菇片煸炒后，倒入少量清水，再放入油菜段、盐，用大火炒熟即可。

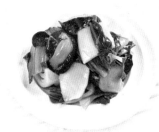

排毒功效：油菜与冬笋、香菇搭配，丰富的膳食纤维能清除肠道毒素，让身体轻盈起来。

猪肝炒油菜

原料：油菜 200 克，猪肝 50 克，葱末、盐、生抽各适量。

做法：① 油菜洗净，切段；猪肝切成薄片。② 油锅烧热，放入葱末煸出香味，倒入猪肝翻炒。③ 加入油菜炒熟，加适量盐和生抽调味即可。

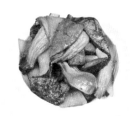

排毒功效：油菜搭配猪肝可以补充维生素和蛋白质，还能清肠助消化，美味不长肉。

南瓜油菜粥

原料：南瓜 50 克，油菜 30 克，大米 50 克，盐适量。

做法：① 南瓜洗净，切成小块；油菜洗净，切丝；大米淘洗干净。② 锅中放入大米、南瓜块和油菜丝，加水煮熟，加适量盐调味即可。

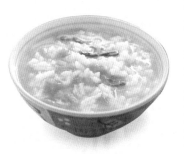

排毒功效：这款粥富含膳食纤维，可以促进肠道蠕动，通便排毒；清淡美味，利于减肥。

排毒搭配

油菜 + 豆腐：油菜富含膳食纤维，有助于清肠排毒，还可以补充维生素，提高机体免疫力；豆腐蛋白质含量高，营养丰富易消化。二者搭配少油少脂，可以帮助控制体重。

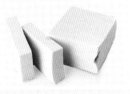

油菜 + 鸡肉：油菜含水分和膳食纤维，可以促进肠胃蠕动，清肠通便；鸡肉是低脂肪高蛋白质食物，有利于控制体重、塑形美体。

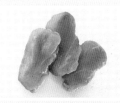

油菜 + 金针菇：油菜搭配金针菇食用不仅可以促进肠道蠕动，排毒助消化，加快新陈代谢，还可以补充人体所需的维生素和钙质，使摄入的营养全面均衡。

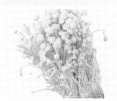

西蓝花

　　西蓝花中的营养物质易被身体吸收，是"十大健康蔬菜"之一。西蓝花中富含膳食纤维，能有效地降低胃肠对葡萄糖的吸收，进而降低血糖，抑制多余的糖分转化为脂肪。其所含的类黄酮物质，对高血压、心脏病等疾病有调节和预防作用。

排毒食材解析

西蓝花富含膳食纤维，能促进胃肠蠕动，促进消化吸收；还能降低胃肠对葡萄糖的吸收，降血糖。富含硒、维生素 C、类黄酮物质，可以增强免疫力，预防高血压。适宜的烹饪方法有凉拌、白灼、榨汁饮用等。

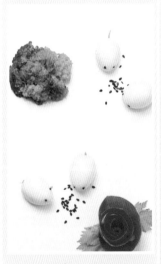

Tips：有消化道溃疡疾病者不宜食用。

这样吃好排毒

◆ 用盐水浸泡或焯烫：西蓝花中常隐藏着很多菜虫和农药，将西蓝花掰成小朵，用盐水浸泡 10 分钟，或者焯烫后再食用。

◆ 清炒或水煮：西蓝花营养丰富，而且口味清甜，简单清炒或者水煮的做法能最大限度地保留其营养，起到排毒作用。

◆ 不能过度烹饪：西蓝花在高温烹制中容易流失维生素 C，所以焯烫的时间不应超过 2 分钟，烹炒时间也不宜超过 5 分钟。

◆ 夏末秋初的西蓝花少吃：夏末秋初的西蓝花因生长期已过，很多都是开花的，而且其中可能会有菜虫等，不易清洗，所以最好少吃。

不与牛奶同吃：会影响对钙的吸收。

不与西葫芦同吃：同食会影响维生素 C 的吸收。

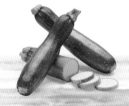

双色菜花

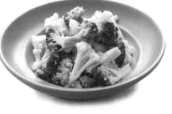

原料：菜花、西蓝花各 200 克，蒜蓉、盐、水淀粉各适量。

做法：① 将菜花、西蓝花洗净，掰小朵。② 将菜花与西蓝花在开水中焯一下。③ 油锅烧热，加入菜花与西蓝花翻炒，加蒜蓉、盐调味。④ 最后加水淀粉勾薄芡即可。

排毒功效：双色菜花能补充维生素 C 及丰富的矿物质，常食有助于降脂，瘦身减肥。

西蓝花烧双菇

原料：西蓝花 100 克，口蘑、香菇各 5 朵，盐、蚝油、白糖、水淀粉各适量。

做法：① 西蓝花洗净掰成小朵；口蘑、香菇洗净、切成片。② 锅内放油烧热后，再放入西蓝花、口蘑、香菇翻炒，炒熟后放入蚝油、盐、白糖调味。③ 出锅前，用水淀粉勾芡即可。

排毒功效：高膳食纤维的搭配，润肠通便、清理血管效果明显。

西蓝花炒虾仁

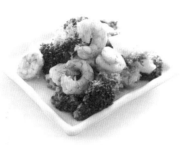

原料：西蓝花 250 克，虾仁 150 克，盐、蒜末各适量。

做法：① 虾仁挑去虾线，洗净；西蓝花掰小朵，用盐水泡 10 分钟后捞出。② 锅中烧开水，加西蓝花焯烫 1 分钟后捞出。③ 油锅烧热，加蒜末爆香，倒入虾仁煸炒至虾仁变色后，加西蓝花一同煸炒至熟，加盐调味即可。

排毒功效：该菜品富含蛋白质和维生素，脂肪含量低，可清理肠胃，帮助瘦身。

排毒搭配

西蓝花 + 香菇：二者搭配食用有助于清肠排毒，脂肪含量很低，能帮助瘦身减脂；还可以利胃肠、壮筋骨，具有一定的降血脂、降血糖作用。

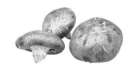

西蓝花 + 甜椒：甜椒与西兰花都含有维生素 A 与维生素 C，两者搭配适量食用，可改善皮肤干燥与粗糙等问题。

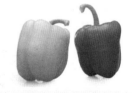

西蓝花 + 大蒜：西蓝花中富含抗氧化物质及维生素 C，能有效抑制体内杂质的堆积；大蒜能够杀菌，具有降血脂、抗癌的功效，两者搭配，排毒效果加倍。

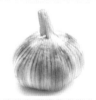

什锦西蓝花

原料：西蓝花、菜花各200克，胡萝卜100克，白糖、香油、盐各适量。

做法：① 西蓝花、菜花分别洗净，掰成小朵；胡萝卜去皮，切片。② 所有蔬菜放入开水中焯熟，盛盘凉凉。③ 加白糖、香油、盐，搅拌均匀即可。

排毒功效：西蓝花和菜花能增强肝脏的解毒能力，提高机体免疫力，增强体质。

加速肠胃蠕动

低脂肪，补充维生素

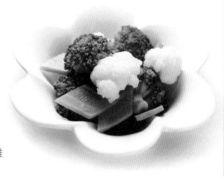

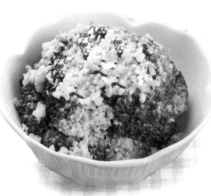

高膳食纤维，清肠排毒

补充热量

西蓝花坚果沙拉

原料：西蓝花100克，腰果、核桃仁、杏仁各5克，橄榄油、白酒醋、白糖、盐、蒜末调成的沙拉酱汁适量。

做法：① 将西蓝花洗净后焯熟，捞出沥干。② 腰果、核桃仁、杏仁在煎锅中焙烤至金黄，用擀面杖碾碎。③ 西蓝花和坚果碎装盘，淋上沙拉酱汁拌匀即可。

排毒功效：该菜品既可以清肠排毒，又可以补充能量，营养均衡。

西蓝花鹌鹑蛋汤

原料：西蓝花100克，鹌鹑蛋4个，鲜香菇、火腿各50克，盐适量。

做法：① 西蓝花洗净切小朵，焯烫；鹌鹑蛋煮熟剥壳，鲜香菇洗净去蒂，切丁；火腿切丁。② 将鲜香菇丁、火腿丁放入锅中加水煮沸，放入鹌鹑蛋、西蓝花煮熟，加盐调味即可。

排毒功效：此菜可以加速肠蠕动，促消化，还能补充蛋白质，营养全面。

低脂肪，减体脂

补充优质蛋白

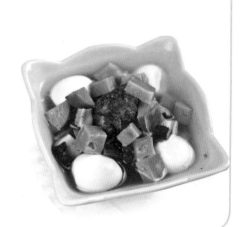

杏鲍菇炒西蓝花

原料: 杏鲍菇1根,西蓝花100克,牛奶250毫升,淀粉、盐、高汤各适量。

做法: ① 西蓝花洗净切小朵,杏鲍菇洗净切片。② 油锅烧热,倒入切好的菜翻炒,加盐、高汤调味。③ 煮牛奶,加高汤、淀粉,熬成浓汁浇在菜上即可。

排毒功效: 西蓝花搭配杏鲍菇可以促进消化吸收,有助于减肥。

膳食纤维,清肠排毒

促消化,降脂降压

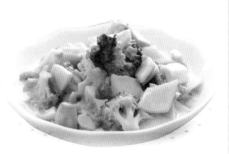

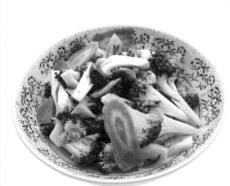

低热量,不增重

补充能量

清炒腰果西蓝花

原料: 西蓝花200克,腰果30克,胡萝卜50克,盐、白糖各适量。

做法: ① 西蓝花洗净切小朵;胡萝卜洗净切片。② 将西蓝花和胡萝卜片用热水焯一下;腰果炸至金黄色。③ 油锅烧热,放入西蓝花、胡萝卜翻炒,再放入腰果略炒;加盐、白糖调味即可。

排毒功效: 该菜品少油低脂,可以控制食量,利于减肥。

西蓝花拌黑木耳

原料: 西蓝花200克,水发黑木耳、胡萝卜各20克,蒜末、生抽、陈醋、白糖、盐、香油各适量。

做法: ① 水发黑木耳洗净撕成小朵,焯熟;西蓝花洗净切小朵,焯熟;胡萝卜洗净切丝,焯熟;将所有佐料调成料汁。② 将蔬菜摆盘,淋上料汁拌匀即可。

排毒功效: 西蓝花富含膳食纤维,木耳中的多糖可以滋润肠道,排出废物。

低脂肪,控制体重

润肠,助消化

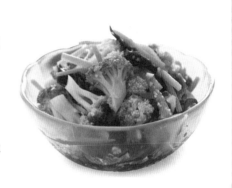

菠菜

　　菠菜营养丰富，清淡又美味，是很受欢迎的蔬菜。它富含膳食纤维，能促进肠道蠕动，缓解便秘，利于清肠排毒；所含脂肪和热量很低，适合瘦身时食用。此外，菠菜富含叶酸及 B 族维生素，可以美容养颜。

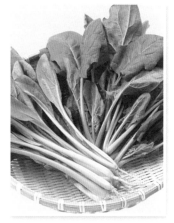

排毒食材解析

菠菜含有大量的膳食纤维，利于排出肠道中的有毒物质，可润肠通便，缓解便秘。它还含有丰富的维生素 B_1、维生素 B_2，能增强人体的抵抗力，加强抗病毒能力。菠菜富含 β- 胡萝卜素，它是一种抗氧化物，可以清除自由基。

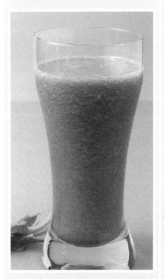

Tips：菠菜中草酸含量较高，一次食用不宜过多。

这样吃好排毒

✦ 食用之前用开水焯烫：菠菜中含有大量草酸，不仅口味涩，进入体内还会影响钙的吸收。烹制菠菜之前，先放入沸水中焯 2 分钟左右，菠菜中的草酸含量会大大降低，而且口感也变得柔嫩，没有苦涩味。

✦ 新鲜食用：蔬菜放置时间过长，亚硝酸盐的含量会逐渐上升。菠菜买回来最好能低温存放，但不宜超过 4 天。如果出现叶子发黄、发蔫甚至腐烂，这时亚硝酸盐的含量已经很高了，不宜食用。

✦ 吃完菠菜要注意保护牙齿：菠菜、油菜等绿叶蔬菜中都含有一定量的草酸，吃完之后，因为草酸附着在牙齿上，牙齿会有涩涩的感觉，可通过漱口、刷牙来缓解。

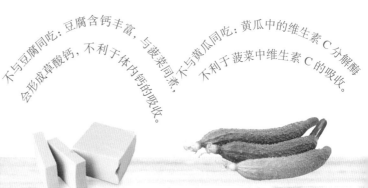

不与豆腐同吃：豆腐含钙丰富，与菠菜同煮，会形成草酸钙，不利于体内钙的吸收。

不与黄瓜同吃：黄瓜中的维生素 C 分解酶，不利于菠菜中维生素 C 的吸收。

猪肝拌菠菜

原料：猪肝 100 克，菠菜 200 克，香菜末、香油、盐、醋各适量。

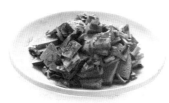

做法：① 猪肝洗净，煮熟，切成薄片；菠菜洗净，焯烫，切段。② 用盐、醋、香油兑成调味汁。③ 菠菜段放在盘内，放入猪肝片、香菜末，倒上调味汁拌匀即可。

排毒功效：该菜品富含膳食纤维、维生素和铁，能清肠排毒，清体瘦身，还有补血美容、防衰老、抗氧化、抗肿瘤的功效。

果仁菠菜

原料：菠菜 200 克，花生仁 50 克，陈醋 1 大匙，白糖、香油、盐各适量。

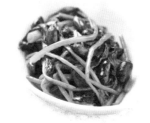

做法：① 锅中放油、花生仁，大火炸至花生仁变脆。② 将菠菜焯烫至变色，捞出沥干，切段。③ 将菠菜、花生仁放入容器中；将陈醋、白糖、香油、盐调成汁，淋入容器中，搅拌均匀即可。

排毒功效：这道菜低热量、低脂肪，清淡可口不增重。

菠菜鱼片汤

原料：鲫鱼肉 250 克，菠菜 100 克，葱末、姜片、盐、料酒各适量。

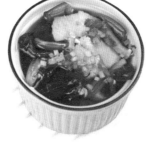

做法：① 鲫鱼肉洗净，切成薄片，加盐、料酒腌 10 分钟。② 菠菜洗净切段，焯一下。③ 油锅烧热，放入姜片和鱼片煎炒；加水后小火焖至鱼肉快熟时，放入菠菜段继续焖片刻，加盐调味，撒上葱末即可。

排毒功效：菠菜可补充维生素 C 和膳食纤维，鱼肉低脂肪，适合瘦身食用。

排毒搭配

菠菜 + 海带：菠菜和海带搭配做菜低脂肪、低热量，有利于控制体重；两种蔬菜均富含膳食纤维，可以加速肠道蠕动，促进消化吸收；海带中含碘，可以防治甲状腺肿。

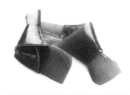

菠菜 + 山药：二者搭配富含碳水化合物和膳食纤维，可以加速人体代谢，帮助清肠排毒；烹制菜品宜少油少盐，清淡可口，脂肪含量低，不增重。

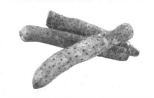

菠菜 + 木耳：菠菜中膳食纤维和水分含量丰富，有利于增强肠胃活力，通便助消化；木耳可以降血糖、降血脂，减少血液凝块。

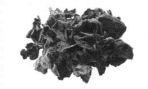

鸡肉

鸡肉是减肥瘦身过程中增补肌肉的好食材。鸡肉中蛋白质含量高且易被人体吸收，有增强体力、强壮身体的作用，适当运动，有助于肌肉形成，塑造曲线美。

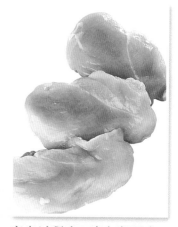

排毒食材解析

鸡肉是增补肌肉的好食材，其中的蛋白质容易被人体吸收，消化率高，有增强体力、强壮身体的作用。鸡肉富含磷脂、维生素 C、钙、铁等营养物质，且脂肪含量低，是减肥的良品。鸡肉脂肪中含有不饱和脂肪酸，更是老年人及心血管患者良好的蛋白质来源。

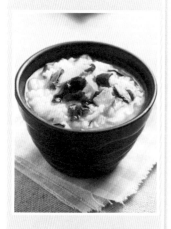

Tips：内火偏旺，外感邪毒明显时不宜多食。

这样吃好排毒

✦ 不加盐或少加盐及调料：瘦身过程中，鸡肉主要为身体提供优质蛋白，一旦加入大量的盐或调料，进入体内后，会阻碍水分代谢，造成水潴留，反而不利于瘦身。

✦ 宜与香菇搭配：香菇中丰富的膳食纤维能平衡鸡肉中的蛋白质营养，增加饱腹感，从而达到控制每餐摄入量的目的。

✦ 别煮鸡皮：鸡肉中的脂肪大多存在于皮下，即鸡皮部位。病后体虚炖煮鸡汤时，可将鸡皮一起煮，但在减肥瘦身过程中，最好先去除鸡皮再煮制。

✦ 别吃鸡屁股：鸡屁股是淋巴最为集中的地方，也是病菌、病毒和致癌物的集中地，一定要扔掉。

不与李子同吃：两者同食，恐助火热，无益于身体健康。

不与柠檬同吃：鸡肉中的蛋白质和柠檬中的柠檬酸结合，会形成不利于人体消化的物质。

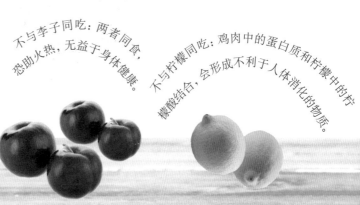

冬瓜炖鸡

原料：冬瓜 100 克，三黄鸡 300 克，姜片、盐、葱段各适量。

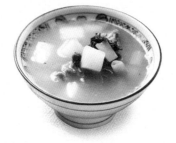

做法：① 三黄鸡处理干净，切块备用；冬瓜洗净，去皮，切块。② 锅中加适量水，放入姜片、葱段、三黄鸡块，大火烧开后改小火炖煮。③ 鸡块快熟烂时加入冬瓜块，煮 10~15 分钟，加盐调味即可。

排毒功效：冬瓜消肿利水，鸡肉含有优质蛋白质，有助于在减肥过程中塑造曲线美。

山药鸡肉粥

原料：山药、大米、鸡脯肉各 100 克，芹菜、料酒、盐各适量。

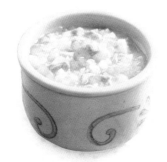

做法：① 山药洗净，去皮切丁；芹菜洗净切成粒备用。② 鸡脯肉剁碎，加适量料酒搅匀备用。③ 大米淘洗干净，加适量水熬煮；粥快熟时，放入山药丁、芹菜粒和鸡肉碎，加盐调味即可。

排毒功效：鸡肉和山药都是健脾益气的食物，感冒多发的秋冬季节，多吃山药鸡肉粥可有效排毒。

板栗烧鸡

原料：鸡肉 500 克，板栗 200 克，姜片、红椒片、青椒片、葱段、盐、料酒、酱油各适量。

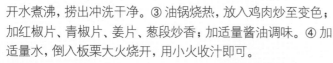

做法：① 板栗洗净，剥去板栗壳。② 鸡肉切块，用开水煮沸，捞出冲洗干净。③ 油锅烧热，放入鸡肉炒至变色；加红椒片、青椒片、姜片、葱段炒香；加适量酱油调味。④ 加适量水，倒入板栗大火烧开，用小火收汁即可。

排毒功效：板栗和鸡肉搭配能养胃健脾、补肾强筋。

排毒搭配

鸡肉 + 胡萝卜：鸡肉中的蛋白质和胡萝卜中的维生素合理搭配，可以保证摄入的营养全面均衡；二者搭配做菜脂肪含量低，利于控制体重，达到减肥瘦身的目的。

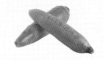

鸡肉 + 薄荷：鸡肉虽为肉类，脂肪含量却很低，正确食用鸡肉有助于优质肌肉的形成，起到美体塑形的作用；薄荷可以消暑解毒，利于排出体内毒素。

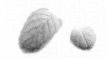

鸡肉 + 油菜：油菜含有大量水分和膳食纤维，能够促进肠胃蠕动，宽肠通便；搭配鸡肉食用营养均衡，低脂高蛋白，可以起到强身健体的作用。

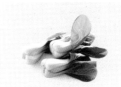

菠萝

菠萝含有的菠萝蛋白酶可分解蛋白质，促进肉类的消化吸收，也有助于减少机体对脂肪的吸收。菠萝含有丰富的维生素 C，可以抗氧化，具有美容功效。

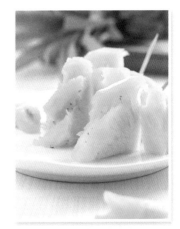

排毒食材解析

菠萝中的膳食纤维可以促进肠胃蠕动，帮助消化，利于毒素排出；含有特殊的蛋白酶，可以分解蛋白质，减少蛋白质和脂质的沉积，有利于减脂；菠萝中的糖、盐及酶类有利尿消肿的功效。

这样吃好排毒

✦ 饭后食用：菠萝中所含的菠萝蛋白酶有分解蛋白质及助消化的功能，饭后食用菠萝，可以消除油腻感，还能促进消化，减少毒素在肠道的沉积。

✦ 吃菠萝前，宜先用淡盐水浸泡：菠萝中的某些成分有酸涩味道，提前用淡盐水浸泡，可以去除这种酸涩味道，有利于消化。

菠萝虾仁炒饭

原料：菠萝半个，虾仁 7 个，豌豆 20 克，熟米饭 1 碗，蒜末、盐、白糖、香油各适量。

做法：① 虾仁洗净，沥干水分；菠萝取果肉切小丁；豌豆洗净，放入沸水焯熟，捞起备用。② 油锅烧热，加入蒜末炒香；加入虾仁炒至八成熟；加入豌豆、熟米饭、菠萝丁快速翻炒至饭粒散开，加盐、白糖、香油调味即可。

排毒功效：菠萝虾仁炒饭不油腻且营养丰富，有助于促进消化，清肠排毒。

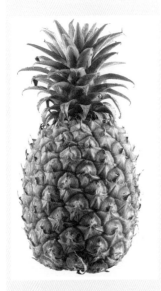

Tips：菠萝会刺激口腔黏膜，产生不适，口腔溃疡或者有牙龈疾病者不宜吃。

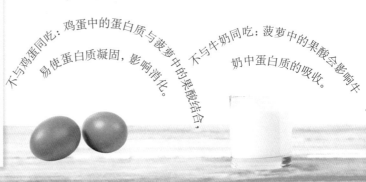

不与鸡蛋同吃：鸡蛋中的蛋白质与菠萝中的果酸结合，易使蛋白质凝固，影响消化。

不与牛奶同吃：菠萝中的果酸会影响牛奶中蛋白质的吸收。

西瓜菠萝酸奶沙拉

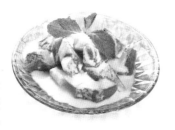

原料： 西瓜、菠萝各 200 克，酸奶 100 克，薄荷叶适量。

做法： ① 西瓜、菠萝分别去皮，取果肉，切成小块。② 菠萝块放入凉开水中浸泡 10 分钟，捞出沥干。③ 薄荷叶洗净备用。④ 西瓜和菠萝装盘，倒入酸奶搅拌均匀，装饰薄荷叶即可。

排毒功效： 西瓜菠萝均有利尿作用，可加速代谢，利于毒素排出；清凉可口，脂肪含量低，好吃不长肉。

蜜桃菠萝沙拉

原料： 菠萝、蜜桃各 200 克，柚子 100 克，蜂蜜、沙拉酱、盐各适量。

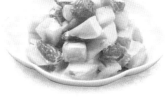

做法： ① 菠萝去皮切块，用盐水浸泡 10 分钟；蜜桃洗净切成小丁；柚子取果肉，掰成小块。② 将所有水果放入盘中，淋上沙拉酱和蜂蜜搅拌均匀即可。

排毒功效： 多种水果搭配，富含维生素 C，有助于加速身体代谢，瘦身排毒。

菠萝炒鸡丁

原料： 鸡胸肉 300 克，菠萝 200 克，白糖、盐各适量。

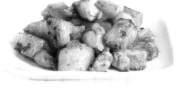

做法： ①鸡胸肉洗净切丁；菠萝洗净切丁，放入淡盐水中浸泡 10 分钟。② 油锅烧热，倒入鸡肉翻炒至变色。③放入菠萝丁翻炒，加适量盐、白糖调味即可。

排毒功效： 菠萝和鸡肉脂肪含量都很低，搭配做菜美味、营养丰富，既可以帮助瘦身，又有美容的作用。

排毒搭配

菠萝 + 橙子： 水分充足，酸甜可口，有利尿的作用，可以加速代谢，利于体内毒素的排出；脂肪含量低，含有丰富的维生素 C，控制体重又美容。

菠萝 + 牛肉： 菠萝中的菠萝蛋白酶有助于肉中蛋白质的分解，炖牛肉时加点菠萝，牛肉更容易炖熟，而且也更利于营养物质被人体消化吸收。

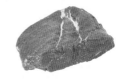

菠萝 + 黄瓜： 菠萝和黄瓜中都含有大量水分和膳食纤维，可以滋润肠道，从而加快肠道蠕动，有利于缓解便秘症状，帮助清肠排毒；而且低脂肪、低热量，适合瘦身食用。

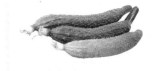

你想知道的排毒瘦身知识

很多人都想拥有苗条匀称的身材，远离肥胖。身体中含有过多的脂肪，不仅影响身形，还可能会引发一系列健康问题。其实，只要吃得对，再加上巧运动，养成健康的生活方式，就能瘦身排毒。

调整饮食结构，预防肥胖

日常生活中应控制碳水化合物的摄入量，每天摄入300~500克即可，适当增加蛋白质类食物的摄入量，如肉类、蛋类等，每天摄入100克左右，蔬菜保持每天摄入500克，水果保持每天摄入200~400克为宜。

Q 有哪些食物可以快速排出毒素，达到减肥瘦身的目的？

A 减肥瘦身不可贪快，要多吃利于排毒瘦身的食物，如苹果、土豆、糙米等。坚持合理饮食就会有效果。

Q 怎样防止减肥后反弹？

A 减肥成功后要继续坚持合理的饮食，不可大吃大喝。日常饮食要控制脂肪和热量的摄入，还要坚持运动多锻炼，保证良好的睡眠。

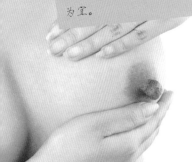
▲按摩胸部有助于丰胸

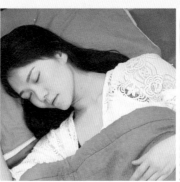
▲睡眠充足更利于瘦身

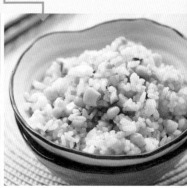
饮食清淡可防止减肥后反弹

Q 怎样减肥才能减肉不减胸呢？

A 在调整饮食习惯、控制食量、科学搭配饮食结构的同时，可以适当吃一些富含维生素E的食品，如木瓜、大白菜、麻油、莴苣等，这些食物可以促进雌性激素的分泌。还可以做一做扩胸运动，锻炼胸部肌肉，维持胸部线条。

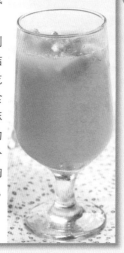

Q 睡觉也可以瘦身排毒吗？

A 研究表明，人在睡觉时，身体会分泌一种叫作"瘦体素"的物质，如果长期熬夜劳碌，不利于脂肪分解，容易导致肥胖。夜间也是许多器官排毒的时间，所以保证充足的睡眠非常重要，不要再熬夜啦！

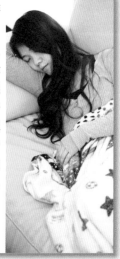

瘦身排毒要做到"四多"

多清肠

注意饮食平衡，多吃新鲜的蔬菜、水果，多吃富含膳食纤维的食物；少吃高热量、高脂肪食物。

多喝水

喝水有助于排毒，要保证每天饮 1 500~1 700 毫升水，适当喝一些淡盐水，可以加速肠胃蠕动。

多抗氧化

注意多吃抗氧化食物，如紫薯、西红柿、猕猴桃、绿叶蔬菜等，以提高身体代谢水平，有利于毒素的排出。

多排汗

加强运动，每天保持一定的运动量，多洗热水澡，有助于加快身体代谢，促进排汗，带走毒素。

Q 为什么我吃减肥药一点效果都没有？

A 减肥时不建议服用药物，"是药三分毒"，减肥药中的一些成分可能对人体有害，长期服用容易产生副作用，导致内分泌失调。

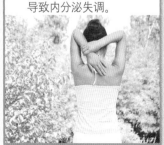

减肥时要适当纾解压力
压力大，人体的内分泌系统紊乱，影响脂肪代谢。因此，在兼顾饮食与运动的同时，还要多调节情绪，保持愉悦的心情。如果生活压力大，可选择适合自己的健康排解负面情绪的途径，及时纾解压力。

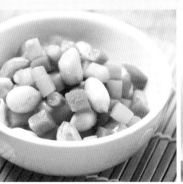
食疗瘦身更可靠

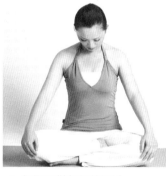
经期可做舒缓的运动

Q 据说生姜贴肚脐可以减肥，是真的吗？会不会有副作用？

A 生姜的主要功效是驱寒发汗、化痰止咳、调节脾胃，生姜贴肚脐不会有副作用，但减肥效果不明显，生姜的灼烧感可能还会刺激皮肤。想要减肥要多吃清淡、具有排毒功效的食物，避免高热量、高脂肪食物的摄入，还要加强运动并保证充足的睡眠。

Q 女性经期减肥应注意什么呢？

A 经期减肥要注意多摄入高蛋白、高纤维和含铁丰富的食物，不要吃生冷、辛辣的食物。可以做一些舒缓的运动放松身体。下面三款菜品可以益气补血，适合经期食用。

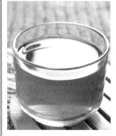
红糖姜水

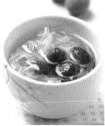
红枣银耳羹

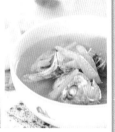
乌鸡丝瓜汤

排毒清肠助消化

　　肠毒是最为普遍的毒素，生活中大多数人都曾经或正在经历便秘、消化不良、胃胀气等苦恼，需要清肠排毒。清肠排毒的方法有很多，常吃一些具有排毒功能的食物，可帮助清理体内垃圾，会有意想不到的好处。

 白菜：改善便秘

　　白菜是常见的蔬菜，富含膳食纤维，能加速肠胃蠕动，缓解便秘，促进消化吸收，还有美容养颜功效。

加速代谢，
通便助消化。

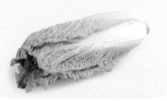

 白萝卜：通气，助消化

　　白萝卜有通气、润燥的作用，而且含有丰富的水分，可促进肠蠕动。白萝卜所含的膳食纤维，还能促消化。

富含膳食纤维，
促进肠胃蠕动。

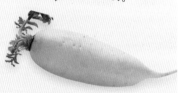

 苹果：健脾益胃，清肠排便

　　苹果富含膳食纤维，易于被人体吸收，能有效促进肠胃蠕动，改善便秘，利于体内毒素的排出。

富含膳食纤维，
促进消化。

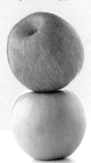

辣椒：刺激胃肠黏膜

辣椒的辛辣味道会刺激胃肠黏膜，长期食用会导致胃肠功能紊乱，影响胃肠蠕动，进而导致便秘。

有消化道溃疡者禁食辣椒

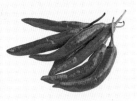

红薯：导致胀气

红薯是排肠毒的好食物，但是在消化不良时，不宜吃红薯。红薯中所含糖分多，身体一时无法完全吸收，剩余部分停留在肠道里易导致发酵，引起反酸胀气，加重消化不良症状。土豆、南瓜、芋头等也易导致胀气，宜少吃。

红薯导致胀气，影响消化时，可与大米搭配煮粥食用。

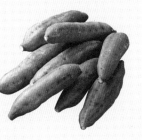

蛋糕：高油脂、低膳食纤维

蛋糕、曲奇等甜食美味诱人，但脂肪含量高，膳食纤维含量低，水分含量少，大量食用后，也易导致便秘。尤其是有便秘问题的人，更应少吃。

想吃甜时，可以吃些水果，还能补充大量维生素。

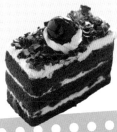

吃饭时不宜大量饮水

在吃饭时，人的消化器官会分泌消化液，如口腔分泌的唾液，胃分泌的胃酸等，这些消化液与食物充分混合在一起，食物中的大部分营养成分就被消化成容易被人体吸收的物质了。如果在吃饭时大量饮水，势必会冲淡、稀释唾液和胃液，并使蛋白酶的活力减弱，影响食物的消化吸收，对肠胃有害。

燕麦

燕麦富含膳食纤维、淀粉、蛋白质、脂肪、B 族维生素、钙、铁等营养成分，具有益肝和胃、养颜护肤等功效。燕麦还具有抗细菌、抗氧化的功效，能够有效增加人体的免疫力，抵抗流感。

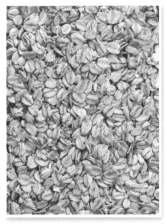

排毒食材解析

燕麦中丰富的膳食纤维能够促消化、排肠毒，促进肠蠕动，有助于清理肠道垃圾，预防便秘；所含的皂苷能调节人体胃肠功能，起到减肥消脂的作用；含有的钙、磷、铁、锌等矿物质有预防骨质疏松、促进伤口愈合、防止贫血的功效，是补钙佳品。

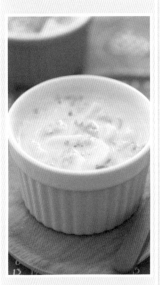

Tips：体虚便溏者不宜食用。

这样吃好排毒

◆ **早餐 1 碗燕麦粥**：燕麦可与大米、小米等搭配煮粥，早上吃 1 碗，也可以用加热后的牛奶冲调燕麦片。

◆ **燕麦片要选择纯燕麦**：目前市场上的燕麦片有混合的，也有纯燕麦，最好选择纯燕麦制作的，排肠毒效果更好。

◆ **冲泡燕麦片时间宜长一点**：最好闷泡 5 分钟以上；煮制时，生燕麦片宜煮 20 分钟左右，熟燕麦片可煮 5 分钟左右。

◆ **每次食用量不宜过多**：最多摄入燕麦 3 大匙，用普通咖啡杯盛，倒入 1/4 咖啡杯量的燕麦片即可。

不与菠菜同吃：同食会形成不易被人体吸收的草酸钙，影响钙的吸收。

不与红薯同吃：同吃容易影响消化，引起胃痉挛、胀气。

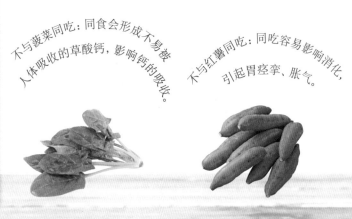

燕麦南瓜粥

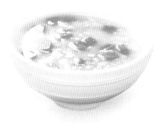

原料：燕麦、大米各 50 克，南瓜 30 克。

做法：① 南瓜洗净削皮，切成小块；大米、燕麦洗净，浸泡半小时。② 锅中放大米、燕麦及适量水，大火煮开后转小火熬煮；放入南瓜块，继续用小火煮 10 分钟至熟烂即可。

排毒功效：燕麦是清肠通便的食材，与南瓜搭配，营养价值更高。

牛奶山药燕麦粥

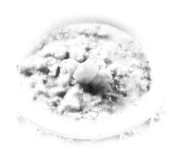

原料：燕麦 100 克，山药 50 克，鲜牛奶 200 毫升。

做法：① 山药去皮，洗净切丁。② 锅中加水，放燕麦大火煮开，放入山药丁，一边搅拌一边继续煮。③ 待山药丁熟烂时，倒入牛奶，搅拌均匀即可。

排毒功效：燕麦可美容瘦身；牛奶富含优质蛋白；山药健脾和胃。三者搭配可更好地调理肠胃，补充营养。

胡萝卜燕麦粥

原料：胡萝卜 150 克，燕麦 100 克，冰糖适量。

做法：① 胡萝卜去皮洗净，切小块；燕麦洗净，浸泡 30 分钟。② 锅置火上，放入燕麦仁和适量清水，大火烧沸后改小火，放入胡萝卜块。待粥煮熟时，放入冰糖调味即可。

排毒功效：两种食材均富含膳食纤维，搭配食用能加速肠道蠕动，加快代谢，排出毒素；还能补充维生素。

排毒搭配

燕麦 + 鸡蛋：燕麦富含膳食纤维，能够促进肠胃蠕动，清理肠道内的垃圾，起到通便助消化的作用；搭配鸡蛋食用可以为人体补充蛋白质，使营养均衡全面。

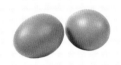

燕麦 + 山药：燕麦和山药搭配在一起食用可以起到健脾养胃的作用，加速肠道蠕动，增强胃肠的活力，促进食物的消化吸收，有利于体内毒素的排出。

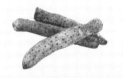

燕麦+红枣：在促进肠胃蠕动、加速新陈代谢的同时，还能够养血安神，调养气血，同时具有美容养颜的功效，日常生活中多喝一些燕麦红枣粥对女性非常有益。

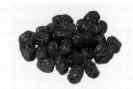

白菜

白菜是日常生活中常见的蔬菜，具有多种功效。白菜含有丰富的膳食纤维，可以起到润肠的作用，能缓解便秘，有助于改善消化不良。白菜中的纤维素、微量元素硒和钼有防癌、抗癌作用。白菜中含有B族维生素、维生素C和钙、铁、磷、锌等矿物质，可以补充身体所需的多种营养物质。

排毒食材解析

白菜中丰富的膳食纤维，可以刺激肠胃蠕动，润肠通便，有助于排出毒素。它还含有丰富的维生素和水分，可祛火、清热，降低体内胆固醇，增加血管弹性，有养胃生津、预防心血管疾病的功效。白菜中的脂肪含量低，是瘦身减肥的好选择。

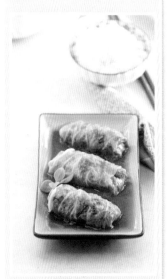

Tips：白菜性微寒，脾胃虚寒者不宜生吃，宜做熟透再食用，否则容易加重脾胃虚寒症状。

这样吃好排毒

◆ **煮汤喝好排毒，最舒服**：白菜中的膳食纤维和矿物质在经过烹煮以后，更容易被胃肠吸收。午餐或晚餐时，先喝1碗白菜汤，再吃饭，能促进大便排出。

◆ **生吃白菜保营养**：生食可以最大限度地保存白菜中的维生素，但白菜应洗净，否则会导致寄生虫病的发生。

◆ **适当吃些白菜根**：白菜根有清热利水的功效。将白菜根洗净，切片，与姜、大葱白等煎汤服用，可缓解积热型便秘。

醋熘白菜

原料：白菜300克，蒜末、干辣椒段、生抽、醋、盐、白糖各适量。

做法：① 白菜洗净切块。② 油锅烧热，下蒜末、干辣椒段炒香，放入白菜炒熟。③ 加入醋、生抽、盐和白糖调味即可。

排毒功效：富含膳食纤维，可以促进肠胃蠕动，缓解便秘助消化，还有助于瘦身减脂。

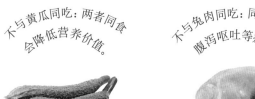

不与黄瓜同吃：两者同食会降低营养价值。

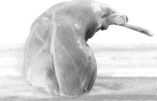

不与兔肉同吃：同食易引起腹泻呕吐等症状。

白菜炖豆腐

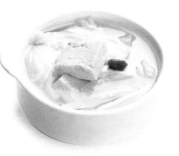

原料：白菜、豆腐各200克，葱段、蒜片、盐、枸杞子各适量。

做法：① 白菜洗净切片；豆腐洗净切块。② 油锅烧热，放葱段、蒜片炒香，加适量水，放豆腐块、白菜片、枸杞子，炖至熟透。③ 加入盐调味即可。

排毒功效：白菜富含膳食纤维，与豆腐搭配能弥补所含蛋白质不足的问题，而且豆腐可以清理肠胃。

栗子扒白菜

原料：白菜150克，栗子6颗，高汤、盐、葱花各适量。

做法：① 栗子洗净，煮熟后剥去外壳；白菜洗净切段。② 油锅烧热，放入葱花煸炒，放入白菜段翻炒，加高汤炖煮。③ 放入栗子煮熟，加盐调味即可。

排毒功效：栗子与白菜搭配，可以调理脾胃，适合在腹泻恢复期食用。

木耳炒白菜

原料：白菜200克，干木耳30克，葱末、盐各适量。

做法：① 将大白菜洗净切片；干木耳泡发，撕成小朵。② 油锅烧热，放入葱末煸香，再放入白菜片翻炒。③ 加入木耳炒熟，加适量盐调味即可。

排毒功效：此菜膳食纤维和水分含量大，可以润肠排毒，缓解便秘。

排毒搭配

白菜 + 冬瓜：二者均富含膳食纤维和水分，有利于滋润肠道，加速肠胃蠕动，缓解便秘症状，帮助消化，可以促进人体新陈代谢，利于体内毒素的排出。

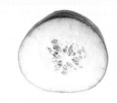

白菜 + 大蒜：白菜很适合清炒，清炒时放点蒜末，不仅可以调节口味，还能杀菌，更利于胃肠健康，帮助清理体内积存的毒素并使之排出体外。

白菜 + 土豆：土豆含有镁、铁、磷、钾等微量元素，与白菜搭配，能加速肠道蠕动，健脾胃、助消化，清肠通便，有助于体内废物的排出。

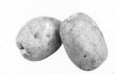

南瓜

　　南瓜是常见的食材，其中含有丰富的膳食纤维和活性蛋白，能够保护胃黏膜，帮助食物消化，可调节脾胃功能。南瓜中含有果胶及多种维生素，营养全面。南瓜中的果胶物质能降低血液胆固醇含量，起到预防动脉硬化的作用。

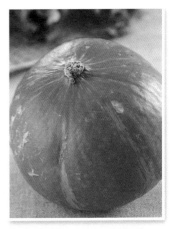

排毒食材解析

南瓜富含膳食纤维，可以促进肠胃蠕动，帮助食物消化，加快人体代谢；其中果胶有很好的吸附性，能黏结和去除体内细菌毒素和其他有害物质，且能降低血液中的胆固醇含量。南瓜富含维生素 A，维生素 A 能保护肠胃黏膜，防止胃炎、胃溃疡等疾患的发生。

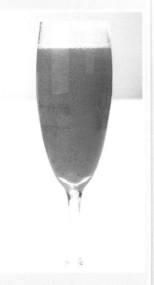

Tips：南瓜性温，脾胃热盛者不宜多食，脘腹胀满者慎食。

这样吃好排毒

◆ 南瓜瓤别扔：南瓜瓤中含有丰富的 β - 胡萝卜素，对延缓衰老、美容排毒十分有益。所以食用南瓜时最好连瓤一起食用，瓤做菜不成形，可以一起榨汁，不影响口感。

◆ 与西红柿搭配做汤：南瓜与西红柿搭配，有助于排出体内毒素，有清胃肠、降胃火、润肠燥的功效。

◆ 南瓜不宜作早餐单独食用：南瓜性温，其中含有多糖，作早餐单独食用，容易引起胃酸分泌过多，导致胃肠不适。

◆ 用南瓜烹饪菜肴时别加醋：南瓜中的营养素遇醋会分解，降低其营养价值。

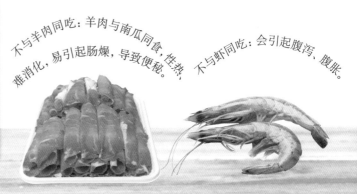

不与羊肉同吃：羊肉与南瓜同食，性热难消化，易引起肠燥，导致便秘。

不与虾同吃：会引起腹泻、腹胀。

南瓜糯米饼

原料: 南瓜 300 克,糯米粉、白糖各适量。

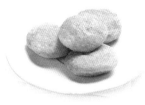

做法: ① 南瓜去皮,切块,蒸熟,捣成泥。② 南瓜泥中加入糯米粉、白糖和适量水搅拌均匀,揉成面团;将面团做成小饼。③ 油锅烧热,放入南瓜饼,煎至两面金黄即可。

排毒功效: 该菜品健脾养胃,可助消化,还能降血压。

南瓜红薯软饭

原料: 南瓜、红薯各 50 克,大米 30 克,小米 20 克。

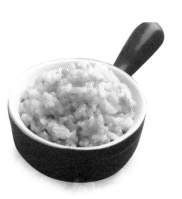

做法: ① 大米、小米洗净后加水浸泡 1 小时;南瓜、红薯去皮洗净,切丁。② 把大米、小米和南瓜丁、红薯丁放入电饭锅内,加适量水煮熟即可。

排毒功效: 南瓜红薯软饭可以帮助调节脾胃功能,改善消化不良。

蜜汁南瓜

原料: 南瓜 500 克,红枣、白果、枸杞子、白糖各适量。

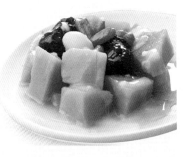

做法: ① 南瓜去皮,洗净,切块。② 南瓜上笼蒸熟,装盘。③ 将锅内加水,加入红枣、白果、枸杞子煮至熟烂,加白糖熬成蜜汁。④ 将蜜汁浇在南瓜块上即可。

排毒功效: 蜜汁南瓜可以润肺、补血、养胃,女性食用还可以养颜嫩肤。

排毒搭配

南瓜 + 红枣: 南瓜和红枣搭配煮粥,不仅能清肠排便,改善肠胃功能,促进消化吸收,还能调节气血,有美容养颜的功效,女性可以多喝一些。

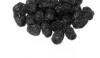

南瓜 + 莲子: 莲子具有补脾、益肺、养心的功效;南瓜富含果胶,能调节胃对食物的吸收,促进通便排毒,而且还能减少或延迟肠道对胆固醇的吸收,降低血糖。

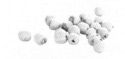

南瓜 + 绿叶蔬菜: 用南瓜做菜时,放一些绿叶蔬菜可以加速肠道蠕动,缓解便秘,促进消化,还能够补充人体所需的多种维生素和矿物质,营养更均衡。

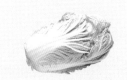

苹果

苹果是一种低热量食物，其所含的膳食纤维多为可溶性膳食纤维，易被身体吸收，有"活水"之称。苹果中的果胶和纤维素可以吸收细菌和毒素，同时有通便和降胆固醇的作用；苹果中的黄酮类物质有抗氧化作用，对保护消化道黏膜健康非常有益。

排毒食材解析

苹果有健脾益胃、生津润燥的功效，苹果中的膳食纤维能促进肠道蠕动，有助于清肠排便；含有丰富的维生素和矿物质，可以与五谷、蔬菜一起保护胃肠健康。苹果富含维生素 C，能增强细胞的抗氧化能力，提高免疫力；果胶利于通便，缓解便秘。

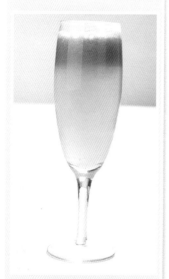

Tips：有消化道溃疡的患者不宜食用苹果；为了保证充分摄取苹果中的膳食纤维，不宜长期喝榨的苹果汁。

这样吃好排毒

✦ 带皮吃更健康：苹果中的维生素、果胶、抗氧化物质等营养成分多含在皮和近核部分，所以应该把苹果洗干净食用，尽量不要削去表皮。

✦ 每天吃一个最好：每天不宜吃太多苹果，每天吃一个即可。

✦ 晚餐后不要吃苹果：晚餐后吃水果不利于消化。吃苹果最好选择在晚餐前，可在饭前半小时，或者两餐之间食用。

✦ 不要总是空腹吃苹果：苹果促进胃肠蠕动的效果非常明显，便秘者可以偶尔一两天空腹吃一个苹果，肠胃功能正常者最好不要空腹吃苹果。

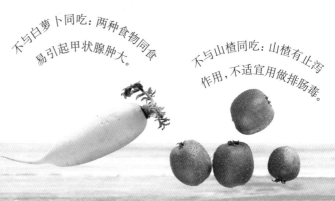

不与白萝卜同吃：两种食物同食易引起甲状腺肿大。

不与山楂同吃：山楂有止泻作用，不适宜用做排肠毒。

山楂大米粥

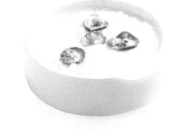

原料： 山楂干 20 克，苹果 50 克，大米 100 克，冰糖适量。

做法： ① 大米淘洗干净，用清水浸泡；苹果洗净，切小块；山楂干用温水浸泡后洗净。② 锅置火上，放入大米，加适量清水煮至八成熟。③ 放入苹果、山楂干煮至米烂，放入冰糖熬溶后调匀即可。

排毒功效： 该粥品可加速肠胃蠕动，帮助排出毒素，养胃健脾。

玉竹百合苹果羹

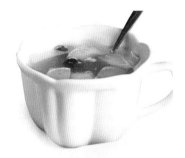

原料： 苹果 100 克，猪瘦肉 50 克，玉竹、百合各 20 克，蜜枣 5 枚，陈皮适量。

做法： ① 将所有材料洗净，苹果去核，切块；猪瘦肉切末。② 锅中放适量水，下玉竹、百合、蜜枣、陈皮、苹果块和猪瘦肉，用中火煮 2 小时即可。

排毒功效： 苹果可以促进消化；玉竹养阴、润燥、清热、生津、止咳；百合营养丰富；三者搭配食用，有益身体健康。

猕猴桃苹果香蕉丁

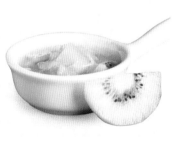

原料： 猕猴桃 200 克，苹果 1 个，香蕉 1 根，白糖适量。

做法： ① 苹果洗净切丁；猕猴桃、香蕉分别去皮切丁。② 将猕猴桃丁、苹果丁、香蕉丁放锅内，加适量水煮沸，再加白糖调味即可。

排毒功效： 三种水果均富含膳食纤维和维生素，搭配食用能缓解便秘，改善消化不良，促进毒素排出。

排毒搭配

苹果 + 红枣： 苹果含有多种维生素，富含水分和果胶，可以起到养肺润肠的作用，能加速肠道蠕动，促进消化吸收。烹调时，加点红枣，还可以补血补气，美容养颜。

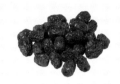

苹果 + 鱼肉： 苹果中含有丰富的维生素 C、水分和果胶，能够促进肠胃蠕动，起到清肠排毒助消化的作用；与低脂肪、高蛋白质的鱼肉搭配，营养更加丰富，且美味可口。

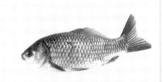

苹果+鸡蛋： 苹果是碱性食物，鸡蛋是酸性食物，二者一起食用，可以中和体内过多的酸性物质，维持酸碱平衡，调节肠胃功能，促进消化吸收，增强体力和抗病能力。

葡萄干苹果粥

原料: 大米 50 克, 苹果 1 个, 葡萄干 20 克, 蜂蜜适量。

做法: ① 大米洗净, 苹果切成丁。② 锅内放入大米、苹果丁, 加适量清水大火煮沸, 改用小火熬煮 40 分钟。③ 食用时加入蜂蜜、葡萄干搅匀即可。

排毒功效: 苹果和葡萄干中含有膳食纤维、果胶及果酸, 可促进排毒排便, 缓解便秘。

富含膳食纤维, 可促进排便

补充果胶、果酸, 缓解便秘

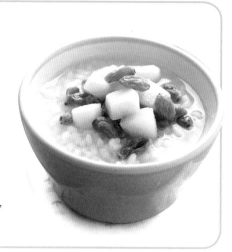

苹果玉米汤

原料: 苹果 1 个, 玉米 200 克, 盐适量。

做法: ① 苹果洗净, 切成小块; 玉米洗净后切片。② 把苹果块、玉米片放入锅中, 加适量水, 大火煮开。③ 转小火煲 40 分钟, 加盐调味即可。

排毒功效: 此汤含有丰富的维生素 C、铁及膳食纤维, 有利于预防和缓解便秘和高血压。

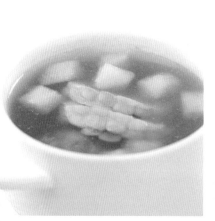

补虚润肠

含烟酸, 能促进胃肠蠕动

苹果土豆糊

原料: 苹果、土豆各 1 个, 核桃仁 10 克。

做法: ① 土豆洗净, 蒸熟后去皮, 切成小块。② 苹果洗净, 切成小块。③ 将土豆块、苹果块倒入豆浆机中, 加适量水打成糊。④ 核桃仁掰碎, 撒在苹果土豆糊上即可。

排毒功效: 这款苹果土豆糊富含膳食纤维, 是排脾毒、排肠毒的理想食疗菜谱。

补脾虚, 助排便

含膳食纤维、水分充足, 可润肠

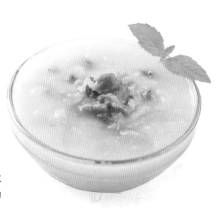

苹果炒鸡肉

原料: 鸡肉 300 克, 苹果 150 克, 青椒 50 克, 姜丝、盐各适量。

做法: ① 苹果去皮切条; 青椒洗净切丝。② 鸡肉洗净切粗条, 用盐腌 15 分钟。③ 油锅烧热, 爆炒姜丝, 加入青椒丝翻炒; 放入鸡肉条、苹果条炒熟, 加入盐调味即可。

排毒功效: 富含膳食纤维和多种维生素, 具有通便和止泻的双重功效。

可润肠, 缓解便秘

低脂肪, 补充蛋白质

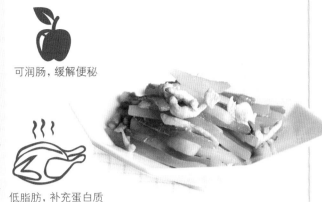

苹果燕麦粥

加速肠胃蠕动

原料: 苹果 1 个, 燕麦 80 克, 糯米 60 克。

做法: ① 燕麦、糯米洗净, 浸泡 30 分钟; 苹果洗净切块。② 锅中加水烧开, 放入燕麦、糯米煮 20 分钟。③ 放入苹果块, 煮至粥黏稠即可。

排毒功效: 能够加速肠道蠕动, 清理肠道, 缓解便秘, 改善肠胃功能。

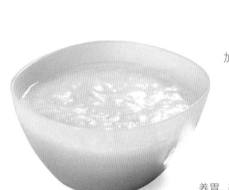

养胃, 改善肠胃功能

苹果银耳羹

原料: 苹果 1 个, 银耳 25 克, 冰糖适量。

做法: ① 银耳泡发, 撕成小朵; 苹果洗净切成小块。② 将银耳、苹果块倒入锅中, 加适量水熬煮 2 小时。③ 加入适量冰糖, 煮至融化即可。

排毒功效: 既可以排毒通便, 缓解便秘, 助消化, 又能够补气养血, 美容养颜。

润肠通便

含果胶, 可润肠

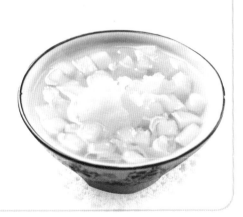

白萝卜

　　白萝卜有通气、润燥的作用，而且含有丰富的水分，可促进肠蠕动。白萝卜含有丰富的芥子油，能够增强食欲，所含的膳食纤维，还能促消化。白萝卜可生食，也可以炒、煲汤，是排肠毒、润肺的食疗佳品。

排毒食材解析

白萝卜富含膳食纤维和水分，能有效促进肠胃蠕动，加速代谢，进而缓解便秘，促进消化吸收；所含的芥子油能够增强食欲，解除油腻，同时促进脂肪类物质的代谢，可避免脂肪在皮下堆积，白萝卜中含有丰富的维生素 C 和微量元素锌，有助于增强机体免疫力，提高抗病能力。

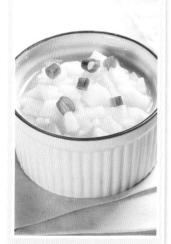

Tips: 脾胃虚寒者不宜生食。

这样吃好排毒

◆ 做成萝卜汤最润肠：生白萝卜中的芥子油成分有一定的刺激性，而炖煮后的白萝卜保留了大部分营养，去除了刺激性，更适合通利肠道。

◆ 白萝卜与肉类搭配：白萝卜中的芥子油能解除油腻，而且膳食纤维能促进肠胃蠕动，缓解便秘。

◆ 忌空腹吃生萝卜：白萝卜味辛辣，空腹食用，容易对胃肠黏膜产生刺激，导致胃肠不适。

白萝卜平菇汤

原料：白萝卜 1 根，平菇 50 克，桂皮、葱段、香油、盐各适量。

做法：① 白萝卜洗净去皮，切片。② 平菇洗净，撕成长条，备用。③ 将白萝卜片、平菇条、桂皮放入锅中，倒入适量水，大火煮沸。④ 转小火再煮 20 分钟，加葱段、香油、盐调味即可。

排毒功效：富含膳食纤维，可以促进肠道蠕动，有效缓解便秘，改善消化不良，还有助于降低人体血清中的胆固醇含量。

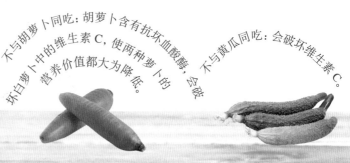

不与胡萝卜同吃：胡萝卜含有抗坏血酸酶，会破坏白萝卜中的维生素 C，使两种萝卜的营养价值都大为降低。

不与黄瓜同吃：会破坏维生素 C。

白萝卜炖羊肉

原料：白萝卜500克，羊肉250克，葱段、姜片、盐、香菜段各适量。

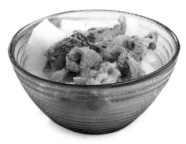

做法：① 羊肉洗净切块；白萝卜洗净，去皮切块。② 油锅烧热，下葱段、姜片炒香，放入羊肉块翻炒，加水，小火慢炖。③ 加白萝卜块炖至烂熟，加盐调味，撒上香菜段即可。

排毒功效：白萝卜可以促进肠道蠕动，缓解便秘，有效改善消化不良；羊肉性温，可以补血益气，而且肉质细嫩，易于消化。

白萝卜莲藕汁

原料：白萝卜、莲藕各100克，蜂蜜适量。

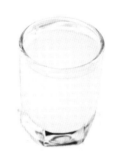

做法：① 白萝卜、莲藕洗净，分别捣烂，取汁。② 将白萝卜汁与莲藕汁混合，加蜂蜜搅拌均匀即可。

排毒功效：不仅可以加速肠胃蠕动，改善消化不良，还有清热除烦、散血散瘀的功效。

芹菜白萝卜汤

原料：芹菜20克，白萝卜200克，鸡蛋2个，盐适量。

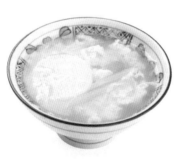

做法：① 芹菜洗净切段，白萝卜洗净去皮，切片。② 锅中加水烧开，放入芹菜、白萝卜煮1小时。③ 鸡蛋打散，放入锅中大火煮一下，加适量盐调味即可。

排毒功效：这道汤止咳治咽炎，消肿利尿，有助于胃肠蠕动，排除体内毒素，增强身体免疫力。

排毒搭配

白萝卜+蜂蜜：白萝卜中含有大量水分，能够滋润肠胃，缓解便秘症状，改善消化不良；搭配蜂蜜食用可以润肠，同时能够滋润皮肤，令皮肤光滑、细腻。

白萝卜+豆腐：白萝卜富含膳食纤维，可以促进肠道蠕动，有利于排出宿便，带走毒素；而且水分充足，可以润肺生津。搭配豆腐食用可以补充人体所需的蛋白质。

白萝卜+海带：白萝卜具有通气、润燥的作用，可以促进肠道蠕动，调养脾胃，利于改善消化不良症状；海带能够补充人体所需的碘元素，预防甲状腺肿。

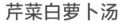

竹笋

　　竹笋包括冬笋、春笋等，都含有丰富的膳食纤维、磷、钾等营养素，能够促进胃肠蠕动，而且鲜嫩清香，很适合搭配肉类一起食用。竹笋所含的脂肪低，对需要瘦身减肥的人来说，是一种很好的食材。

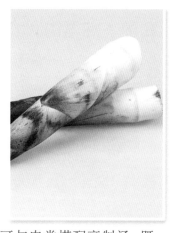

排毒食材解析

竹笋中含有大量膳食纤维，能够促进肠胃蠕动，起到开胃健脾、通肠排便的作用，能够改善消化不良，还可以加速胆固醇的代谢，降低血液中的胆固醇含量。竹笋中含有大量人体所需要的蛋白质、氨基酸、维生素和钙、磷、铁，对维持人的黏膜和肌肉的功能及代谢，保持面部皮肤的细嫩十分有益。

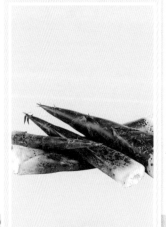

Tips：竹笋不可多吃，以免肠蠕动过于剧烈，使胃肠不适。

这样吃好排毒

◆ 竹笋做汤好排毒：竹笋可与肉类搭配烹制汤，既能促进胃肠蠕动，又有助于补充肠道水分，有利于排肠毒。

◆ 竹笋宜与肉类搭配：竹笋与肉类搭配，既能补充蛋白质，又能提供充足的膳食纤维，营养相对平衡，有助于排肠毒。

◆ 竹笋烹制前一定要提前焯：竹笋中含有丰富的草酸，烹制前先焯一下，可去除草酸。

◆ 竹笋要现买现吃：竹笋的生长力非常强，被采摘后依然会生长，但保留时间越长，不能被消化吸收的木质素越多。

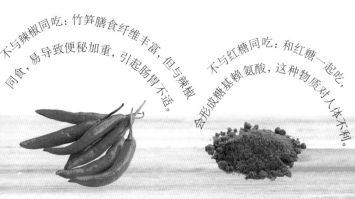

不与辣椒同吃：竹笋膳食纤维丰富，易导致便秘加重，引起肠胃不适。但与辣椒同食。

不与红糖同吃：和红糖一起吃，会形成糖基赖氨酸，这种物质对人体不利。

竹笋芹菜肉丝汤

原料：竹笋、芹菜各 100 克，牛肉 50 克，盐、高汤各适量。

做法：① 竹笋洗净，切丝，放入沸水中焯 5 分钟；芹菜择洗干净，切段；牛肉洗净，切丝。② 油锅烧热，放入牛肉丝翻炒至变色，加入竹笋丝、芹菜段翻炒。③ 加入高汤，小火炖 20 分钟，加盐调味即可。

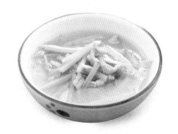

排毒功效：该菜品既能补充蛋白质，又能提供充足的膳食纤维，营养更均衡。

香菇竹笋汤

原料：香菇、竹笋各 50 克，黄花菜 30 克，姜丝、鸡精、盐各适量。

做法：① 香菇泡软去蒂切丝；黄花菜洗净；竹笋剥皮切丝。② 锅中加水烧开，放入竹笋丝、姜丝煮 15 分钟；再放入香菇丝、黄花菜煮 5 分钟，加入盐、鸡精即可。

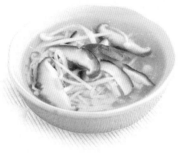

排毒功效：该菜品富含膳食纤维，可促进肠胃蠕动，有利于排宿便、助消化，又可以补充维生素，营养全面。

竹笋拌豆芽

原料：竹笋 150 克，黄豆芽 100 克，火腿 25 克，白糖、香油、盐各适量。

做法：① 将黄豆芽焯熟过凉；火腿切丝备用。② 竹笋切成细丝，焯烫后过凉沥干。③ 将竹笋丝、黄豆芽、火腿丝一同放入盘内，加白糖、香油、盐搅拌均匀即可。

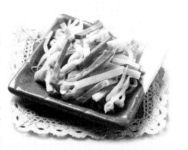

排毒功效：该菜品富含水分和膳食纤维，能够润肠，促进肠道蠕动，加速代谢，促进消化吸收。

排毒搭配

竹笋 + 木耳：竹笋的膳食纤维含量较高，可以促进肠胃蠕动，利于消化吸收；木耳中含有的多糖能减少血液中胆固醇的沉积，起到降血压、降血脂的作用。

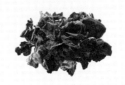

竹笋 + 鸡肉：竹笋富含膳食纤维，可以促进肠道蠕动，加快人体新陈代谢，通便助消化；鸡肉富含蛋白质，可以弥补竹笋营养的不足，且脂肪含量低，有利于瘦身减肥。

竹笋 + 芹菜：竹笋和芹菜中都含有大量膳食纤维，能够加速肠道蠕动，利于宿便排出体外，帮助带走体内毒素，有助于增强肠胃功能，改善消化不良的情况。

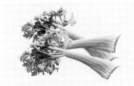

山楂

《唐本草》记载，山楂可以消食健胃、行气散瘀，常用于肉食积滞、胃脘胀满、泻痢腹痛。山楂酸甜可口，能够生津止渴、开胃消食，很多助消化的药物都含有山楂。遇到积食、消化不良的情况可以吃一些山楂，能有效缓解肠胃不适。

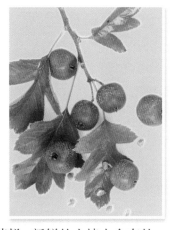

排毒食材解析

山楂含有多种有机酸和维生素，可以提高胃蛋白酶的活性，增加胃消化酶的分泌，促进蛋白质、脂肪的分解消化，还能活血化瘀，降低血压和体内胆固醇含量。山楂所含的黄酮类和维生素C、胡萝卜素等物质能阻断并减少自由基的生成，能增强机体的免疫力，有预防血栓、抗菌消炎的作用。

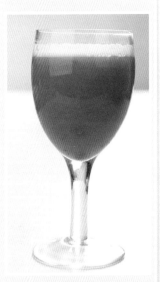

Tips：脾胃虚弱者，胃酸分泌过多者，以及怀孕女性不宜多食。

这样吃好排毒

✦ **打成泥做成山楂卷或山楂糕**：新鲜的山楂中含有的果酸，会促使口腔分泌更多唾液，进入胃后，刺激胃酸分泌，但不宜多食。不过做成山楂制品，酸味降低，可适量多食。

✦ **搭配红糖食用**：中医认为，山楂搭配红糖食用对女性痛经、经血不畅有食疗功效。

✦ **山楂干可与各类茶搭配泡水饮用**：用山楂干泡水饮用，每次不宜超过10克，也可与玫瑰花、绿茶等搭配泡茶。

✦ **煮菜炖肉时放点山楂干更容易熟**：煮菜炖肉时放一点山楂干，可以使肉熟得快，有助于刺激食欲，还有助于蛋白质的消化。

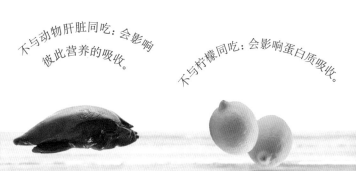

不与动物肝脏同吃：会影响彼此营养的吸收。

不与柠檬同吃：会影响蛋白质吸收。

荞麦山楂饼

原料： 荞麦面 500 克，山楂 200 克，陈皮、乌梅、白糖各适量。

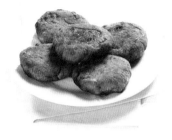

做法： ① 陈皮、乌梅放入锅中，加白糖煎煮半小时后滤渣留汁，凉凉。② 山楂洗净，煮熟、去核、碾成泥备用。③ 荞麦面加陈皮乌梅汁和成面团，将山楂泥揉入面团中，制成圆饼；放入油锅煎熟即可。

排毒功效： 山楂饼对胃的刺激小，开胃的同时能保护肠胃。

山楂冰糖茶

原料： 山楂 30 克，绿茶 5 克，冰糖适量。

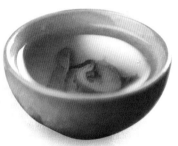

做法： ① 山楂洗净切片；冰糖捣碎。② 砂锅内加适量水，放入山楂片。③ 煎煮 10~15 分钟后，放入绿茶，再调入冰糖即可。

排毒功效： 山楂可以降压降脂、开胃助消化，搭配绿茶有利于排出体内瘀毒，净化血液。加入冰糖可以减轻酸味，酸甜可口。

山楂苹果汤

原料： 苹果 1 个，山楂 8 个，冰糖适量。

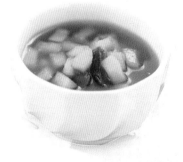

做法： ① 山楂洗净，切开去核；苹果洗净，切成小块。② 将山楂放入锅中，加适量水煮开。③ 放入苹果块煮 20 分钟，加入冰糖即可。

排毒功效： 含有丰富的有机酸和果胶，可以开胃健脾，消食化滞，有助于改善消化不良，还有美容养颜的功效。

排毒搭配

山楂 + 枸杞： 山楂具有健胃的功能，可以提高胃蛋白酶的活性，开胃健脾，促进食物的消化吸收，枸杞具有滋润皮肤、补气补血、延缓衰老的作用，女性可以多吃一些。

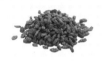

山楂 + 排骨： 山楂中含有多种有机酸，可以强健脾胃，增加消化液的分泌，山楂搭配排骨煮汤有利于更好地吸收排骨中富含的蛋白质和钙质，美味可口又营养充足。

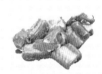

山楂 + 荷叶： 山楂具有健胃、消食、散瘀的作用，荷叶具有清热解毒、利尿祛湿、消除水肿的作用。二者搭配泡茶可以更好地改善消化不良，降脂减肥。

如何排毒助消化？

如果肠道内毒素太多，就容易引起肠胃不适、消化不良等症状，这就需要及时清肠排毒。日常生活中要养成良好的饮食习惯，多吃一些具有通便、排毒功效的水果、蔬菜，多运动，适当做一做腹部按摩也可以缓解肠胃不适。

5 个好习惯改善消化不良
1. 早餐宜早，最好在 8:00 之前吃完；
2. 每餐饮食量宜少，吃七八分饱即可；
3. 饮食味道宜淡；
4. 食物宜温，生冷宜少，有利于食物的消化与吸收；
5. 所吃食物宜软，坚硬伤胃。

Q 肠胃总是不舒服，吃药不管用怎么办？

A 肠胃疾病多和饮食有关，除了依靠药物调节外，养成良好的饮食习惯很重要，平时吃饭要合理搭配，少食多餐，饮食以清淡为主，不要吃太油腻的食物。还要加强锻炼，也可以做做腹部按摩。

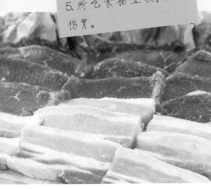

情绪不佳时不要大鱼大肉

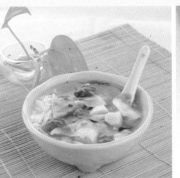

豆腐汤更温和、养胃

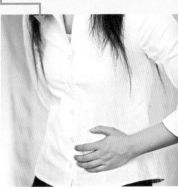

肠胃不适需调节饮食

Q 有的人心情不好就会通过吃东西来缓解，这样更伤肠胃吗？

A 心情不好最好不要吃许多食物。人在愉快的情绪下进餐，消化液会大量分泌，胃肠道蠕动加强，从而有益于健康。相反，长期在紧张、忧虑等不良情绪下进餐，可发生胃肠道的功能障碍。

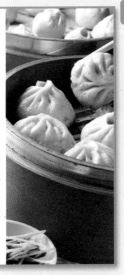

Q 吃豆腐会引起消化不良吗？

A 豆腐营养丰富，对身体有益，但吃多了可能会导致消化不良。豆腐中含有丰富的蛋白质，一次食用过多不仅阻碍人体对铁的吸收，而且容易引起蛋白质消化不良，出现腹胀、腹泻等不适症状。

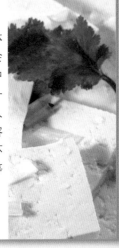

饮对茶，助消化

春宜饮花茶：

春天气候回暖，花茶性温，饮花茶可以散发冬季积郁于人体之内的寒气，促进人体阳气生发。

夏宜饮绿茶：

夏季炎热，人体需降温补水，绿茶性寒，具有消暑、解毒、祛火的功效，能止渴生津、强心提神。

秋宜饮青茶：

青茶性适中，介于红茶、绿茶之间，不寒不热，适合秋季饮用，常饮能益肺、生津、润喉，有效清除体内余热，恢复津液。

冬宜饮红茶：

红茶性温味甘，含有丰富的蛋白质，冬季饮红茶，可补益身体，积蓄阳气，从而增强人体对冬季气候的适应能力。

Q 平时喜欢嗑瓜子，但有时吃完瓜子胃不舒服是怎么回事？

A 嗑瓜子、吃瓜子时由于空气不断随着瓜子仁进入胃肠，容易使胃肠道内胀气而引起嗳气、腹胀、腹痛等腹部不适症状。诱人的瓜子香味，不停地刺激胆囊收缩，也会引发腹痛。

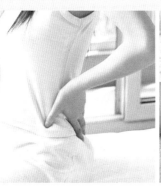
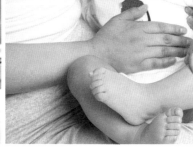
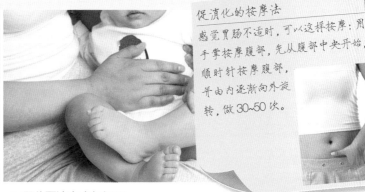

促消化的按摩法
感觉胃肠不适时，可以这样按摩：用手掌按摩腹部，先从腹部中央开始，顺时针按摩腹部，并由内逐渐向外旋转，做30~50次。

↑ 经期腹胀可以常按摩腹部
↑ 婴儿要注意腹部保暖

Q 经期肚子胀、便秘怎么缓解？

A 月经期间人体的免疫力会下降，这时要注意腹部保暖，防止腹部受凉，可以局部热敷腹部；感觉腹胀可以多做做腹部按摩，促进肠道的蠕动。多吃一些富含维生素和膳食纤维的蔬菜，改善消化不良。要远离生冷、刺激的食物，并保证充足的休息。

Q 宝宝刚开始吃辅食，拉肚子、消化不良怎么办？

A 宝宝刚开始接触辅食时肠胃还没有发育健全，对食物有一个适应的过程，添加辅食时要注意科学合理，如果宝宝腹泻情况严重要暂停添加辅食。添加辅食要循序渐进，由少到多，由稀到稠；逐渐增加辅食种类，由泥糊状食物逐渐过渡到固体食物。下面这三种食物比较适合刚开始接触辅食的宝宝。

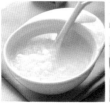
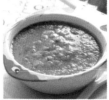
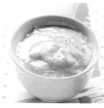

大米汤　　青菜米糊　　香蕉泥

排毒养出水样嫩白肌肤

白皙的肌肤是通过控制黑色素来实现的。每个人皮肤的基底层里都藏着黑色素细胞，这些细胞保护着皮肤细胞核中 DNA 免受光线辐射的伤害，同时也会让皮肤看起来暗沉无光。要想拥有白皙的肌肤，重点是排出毒素，尽量减少暴晒，同时也要多吃增进美白的食物，保护皮肤。

丝瓜：美白、除皱

丝瓜有清热利湿功效，丝瓜中含有丰富的维生素 C 成分。维生素 C 有较强的抗氧化功效，长期食用，可抵抗自由基，美白、除皱。

富含维生素 C，抗氧化，美白。

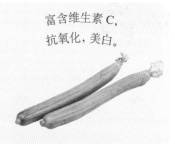

红枣：补血养颜

红枣能补中益气、养血安神、补血养颜，红枣中含有丰富的维生素 C，有抗氧化的作用，有利于美白肌肤。

美容养颜，抗氧化。

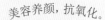

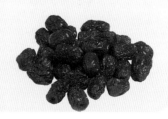

猕猴桃：改善皮肤血液循环

猕猴桃含有优良的膳食纤维和丰富的抗氧化物质，可以快速清除体内堆积的毒素，改善皮肤血液循环。

清除体内毒素，滋养皮肤。

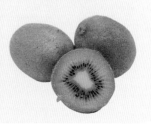

苋菜：感光性蔬菜

苋菜是感光性蔬菜，含有感光因子，进入身体后，易分泌感光性物质。所以，爱美的女性，尤其是长期接受日晒的女性，最好少吃苋菜。

苋菜中的感光因子可吸收紫外线，使皮肤变黑。

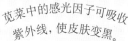
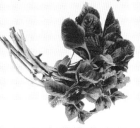

 ## 酱油：刺激黑色素生成

酱油中的发酵物质进入身体后，易促使酪氨酸产生，刺激黑色素生成。用酱油腌制的菜、拌菜，也尽量少吃。

酱油中的发酵物质刺激黑色素的生成。

 ## 紫菜：含维生素 A 原

紫菜富含维生素 A 原，维生素 A 原是形成感光细胞的重要原料，容易吸收阳光。因此想要拥有洁白皮肤的女性应尽量少吃。

紫菜中的维生素 A 原易形成感光物质。

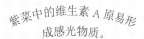
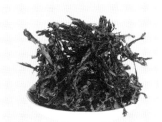

排毒美白时间表

7:00-8:00 准备美白肌肤的早餐，适当摄入高维生素 C 食物，如西红柿、丝瓜

8:00-9:00 不留死角的亮肤妙招时间，清洁、护肤、防晒一个都不能少

12:00-13:00 不能忽视的美白清肠时间，多吃一些清肠、美肤的食物，由内而外调理皮肤

15:00-16:00 补水时刻到来。喝1杯薏米牛奶茶，或者吃个苹果

19:00-20:00 粥汤排毒，健康美肤。晚餐宜清淡饮食，七分饱，巩固一天的排毒成效

黄豆

　　黄豆中的植物激素能平衡人体内分泌系统，有助于缓解内分泌紊乱带来的多种问题，如皮肤晦暗、长痘痘等。不过，由于黄豆中的胰蛋白酶抑制剂易产气，所以腹胀及胃炎者不宜多食，可以将黄豆制成其他制品，如豆腐、豆浆等食用，可缓解这种情况。

排毒食材解析

黄豆中特有的植物激素可以改善人体内分泌失调，有利于缓解由内分泌紊乱引起的皮肤晦暗、无光泽等情况。黄豆中的蛋白质和不饱和脂肪酸易于被人体消化吸收，可以增强抵抗力。黄豆中含铁丰富且易吸收，可改善缺铁性贫血，使面色红润。黄豆中的亚油酸可以有效阻止皮肤细胞中黑色素的生成；能有效地改善皮肤衰老。

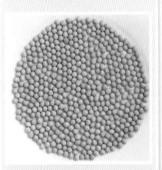

Tips：痛风患者、胃寒脾虚者不宜多食黄豆。

这样吃好排毒

◆ 煲汤或制成豆浆：黄豆中的胰蛋白酶经过高温加热后被破坏，而其营养部分，如植物蛋白质等被保留下来，很适合食用。

◆ 发酵后食用：将黄豆制成纳豆、豆豉等发酵食物食用，可以保护细胞不被氧化，起到延缓衰老、润肠排毒的作用。

◆ 制成豆制品食用：黄豆可作为各种豆制品的原料，如豆浆、豆腐皮、腐竹、豆腐、豆干、豆芽等，既可以食用，又可以榨油。

◆ 食用黄豆要适量：每天食用黄豆及豆制品的量，以不超过 50 克为宜。

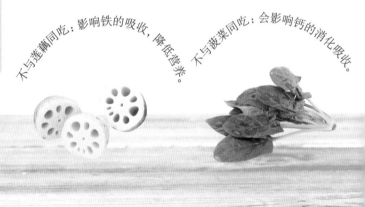

不与莲藕同吃：影响铁的吸收，降低营养。

不与菠菜同吃：会影响钙的消化吸收。

什锦黄豆

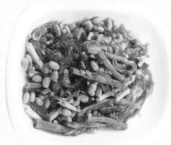

原料：黄豆 50 克，粉丝、豆角、杏鲍菇各 80 克，盐、葱花、蚝油各适量。

做法：① 黄豆洗净，浸泡后加水煮熟，捞出备用。② 豆角洗净切段；杏鲍菇洗净，切条；粉丝用水烫一下。③ 油锅烧热，放入豆角段与杏鲍菇条翻炒，再放入黄豆与粉丝，放入蚝油、盐、葱花，翻炒至全熟即可。

排毒功效：黄豆可以解毒降脂、益气美容，改善肌肤晦暗问题。

黄豆猪蹄汤

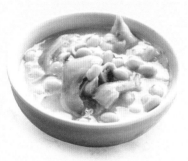

原料：黄豆 100 克，猪蹄 1 只，葱段、姜片、盐、料酒各适量。

做法：① 将黄豆放入水中浸泡 1 小时；猪蹄处理干净。② 锅中倒入适量清水，放入猪蹄、黄豆、葱段、姜片、料酒，炖至猪蹄熟烂，加盐调味即可。

排毒功效：该菜品可为皮肤补充胶原蛋白，令皮肤水润饱满。

红枣枸杞豆浆

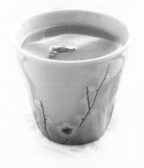

原料：黄豆 100 克，红枣 5 颗，枸杞 6 颗。

做法：① 将黄豆浸泡 2 小时；红枣、枸杞分别洗净。② 所有食材放入豆浆机中，加适量水，启动米糊模式，20 分钟后即可饮用。

排毒功效：蛋白质含量较高，利于人体吸收，有美白功效；还可以滋润皮肤，使皮肤红润有光泽。

排毒搭配

黄豆 + 小米：黄豆和小米搭配煮粥能大大提高蛋白质的吸收率和营养价值，使美白润肤效果更好地得到发挥，同时还可以调理肠胃，利于消化吸收。

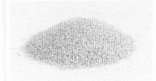

黄豆 + 燕麦片：黄豆富含蛋白质和植物激素，燕麦中膳食纤维含量较高，二者搭配煮粥或制成豆浆饮用可以促进营养物质的吸收，还有利于加速代谢，排出毒素。

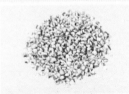

黄豆 + 排骨：黄豆中含有特殊的植物激素，可以调节人体内分泌，改善皮肤状态；搭配排骨煲汤喝可以补充人体所需的蛋白质和钙质，还能够滋润皮肤，美容养颜。

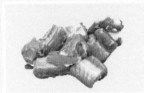

红枣

　　红枣能补中益气、养血安神，不同人群食用红枣，能起到不同的效果。老年人食用红枣，能增强体质，延缓衰老。有神经衰弱症状者，食用红枣能安心守神，增进食欲。春季用红枣加桑叶煎汤饮用，还能防伤风感冒。冬季食用红枣，则可驱寒暖胃。

排毒食材解析

红枣含有大量的糖类物质和多种维生素，具有较强的补养作用，能提高人体免疫功能，增强抗病能力。维生素C具有抗氧化的作用，有利于美白，常吃红枣或泡水代茶饮可以补中益气，补血养颜。

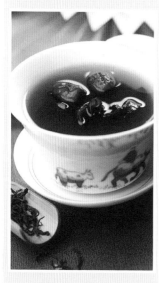

Tips：糖尿病患者、体质燥热者不宜多吃红枣；暑湿、湿热病不宜吃红枣。

这样吃好排毒

✦ 生食最佳：红枣中含有丰富的维生素C，有抗氧化的作用，有利于美白肌肤。

✦ 煮粥：美容养颜的食用方式是红枣粥，所以也有"要使皮肤好，粥里加红枣"的说法。

✦ 女性在月经期间不宜食枣：女性在月经期，常有眼肿或肢肿的湿重现象，此时不宜食用红枣，红枣易生痰生湿，导致水湿积于体内，从而加重水肿症状。

银耳红枣汤

原料：银耳20克，红枣4颗，冰糖适量。

做法：① 银耳泡发后去蒂，撕成小朵；红枣洗净。② 将银耳和适量清水一起放入锅中，大火煮开，放入红枣熬煮5分钟。③ 再放入适量冰糖搅匀，小火煮至银耳汤变黏稠即可。

排毒功效：银耳有益气清肠、滋阴润肺的作用，可增强人体免疫力。银耳中的天然植物性胶质有保护呼吸道黏膜的功效。

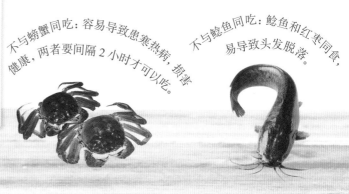

不与螃蟹同吃：容易导致患寒热病，损害健康，两者要间隔2小时才可以吃。

不与鲶鱼同吃：鲶鱼和红枣同食，易导致头发脱落。

牛奶红枣粥

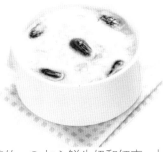

原料: 大米 50 克,鲜牛奶 200 毫升,红枣适量。

做法: ① 红枣洗净,去核备用;大米洗净,用清水浸泡 30 分钟。② 锅中加入适量水,放入大米后,大火煮沸,转小火熬煮 30 分钟,至大米绵软。③ 加入鲜牛奶和红枣,小火慢煮至粥浓稠即可。

排毒功效: 红枣与牛奶搭配,可为人体提供均衡的营养,维持皮肤的微循环,美白肌肤。

小米红枣粥

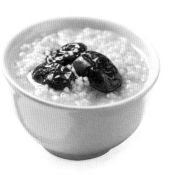

原料: 小米 50 克,红枣 3 颗,蜂蜜适量。

做法: ① 红枣洗净;小米洗净。② 红枣放入锅中,加水煮至水完全沸腾后放入小米,转小火煮至粥熟。③ 粥微温后加一些蜂蜜,味道会更好。

排毒功效: 小米和红枣都是非常好的补血食材,煮粥食用可以滋润皮肤,美容养颜,同时还有调理脾胃的功效。

红枣莲子粥

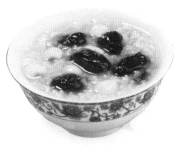

原料: 大米、莲子、红枣各 50 克,冰糖适量。

做法: ① 莲子、红枣洗净,浸泡半个小时。② 所有食材放入锅中,加适量水熬煮,煮至酥烂,加入冰糖即可。

排毒功效: 可以补中益气,祛斑养颜,具有抗氧化的作用,可以美白肌肤。

排毒搭配

红枣 + 生姜: 具有补中益气的作用,适合体寒者食用,女性月经期间喝红枣红糖姜水可以温暖子宫,缓解痛经症状,还能补血养颜,具有美容护肤功效。

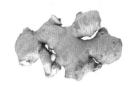

红枣 + 枸杞: 红枣中含有丰富的铁,可以补气补脾,改善贫血;枸杞具有滋阴补血、清肝明目等作用,二者搭配食用能够调节气色,补血养颜,使皮肤健康红润。

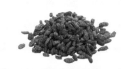

红枣 + 玫瑰: 红枣搭配玫瑰花干泡茶可以调补气血,滋润皮肤,起到美白养颜的作用,还可以促进血液循环。女性月经期间喝一些红枣玫瑰花茶可以改善宫寒,缓解痛经。

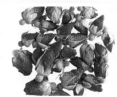

牛奶

牛奶是非常有营养的食物，可补充充足的蛋白质，可形成薄膜以防皮肤水分蒸发，从而使皮肤光滑润泽。牛奶中的乳清有抑制黑色素沉积的作用，可淡化多种色素引起的斑痕。牛奶还有助眠作用，充足优质的睡眠是最好的美容剂。

排毒食材解析

牛奶中的乳清可淡化黑色素，防止多种色素沉淀形成色斑；牛奶中含有的维生素 A，可防止皮肤干燥、暗沉；牛奶中的维生素 B_2 则可以促进皮肤的新陈代谢。常喝牛奶，可以使皮肤光滑、柔软、白嫩、有光泽。牛奶中不仅含有大量蛋白质，也含有丰富的脂肪，减肥者饮用时最好不加糖。

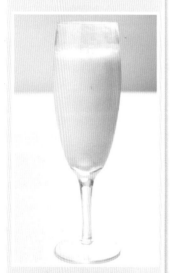

Tips：有乳糖不耐症、消化道溃疡者不宜饮用。

这样吃好排毒

✦ 直接饮用即可：需要注意的是牛奶不宜加热至沸腾，否则会破坏牛奶中的营养成分，不利于营养的吸收。

✦ 保证每天 500 毫升摄入量：长期坚持，可以明显感觉到皮肤、头发的变化。皮肤会变得更加莹润，而头发则会乌黑油亮。

✦ 加热至 80℃ 左右即可：牛奶的最佳加热温度为 80℃ 左右，而且加热时宜隔水加热，不宜用微波炉直接加热。

✦ 不宜与鞣酸较多的果汁混合：虽然会产生比较润滑的口感，但鞣酸易与牛奶中的蛋白质结合，形成不利于身体吸收的物质，如葡萄汁、李子汁等。

不与韭菜同吃：牛奶中含钙，与含草酸多的韭菜混合食用，就会影响钙的吸收。

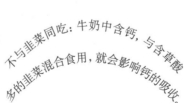

不与猕猴桃同吃：影响消化吸收，出现腹胀、腹痛、腹泻。

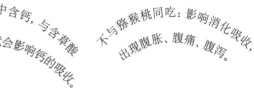

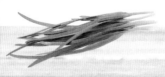

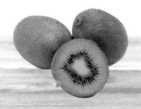

牛奶麦片

原料： 鲜牛奶 250 毫升，麦片 50 克，鸡蛋 1 个，葡萄干适量。

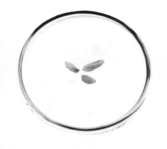

做法： ① 鸡蛋煮熟，剥去蛋壳，切碎。② 麦片放入碗中；鲜牛奶倒入奶锅中加热至 80℃ 左右，倒入麦片碗中。③ 撒上葡萄干，泡 5~8 分钟，放入鸡蛋碎即可。

排毒功效： 富含膳食纤维和蛋白质，可促进肠胃排毒，让肌肤更光滑洁净。

香蕉牛奶芝麻糊

原料： 牛奶 250 毫升，香蕉 100 克，玉米面 50 克，白糖、芝麻各适量。

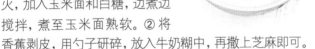

做法： ① 将牛奶倒入锅中，开小火，加入玉米面和白糖，边煮边搅拌，煮至玉米面熟软。② 将香蕉剥皮，用勺子研碎，放入牛奶糊中，再撒上芝麻即可。

排毒功效： 滑嫩可口，可以为身体补充蛋白质、钙质，还可以滋润皮肤，美白养颜。

紫薯牛奶糕

原料： 紫薯 100 克，鲜牛奶 300 克，白糖、鱼胶粉各适量。

做法： ① 紫薯洗净，去皮切块；鱼胶粉浸泡变软。② 将紫薯放入锅中蒸熟。③ 锅中放入鲜牛奶，小火加热，放入白糖和鱼胶粉煮至融化。④ 加入紫薯搅烂，倒出冷却凝固即可。

排毒功效： 牛奶富含蛋白质，营养丰富，还有美白养颜的功效；紫薯中含有膳食纤维，有利于排出毒素，使皮肤更健康。

排毒搭配

牛奶 + 蛋黄： 牛奶中含有充足的钙质，蛋黄可以补充蛋白质，两者都容易被人体消化吸收，可以更好地为身体提供营养，还可以起到美容养颜的作用。

牛奶 + 苹果： 牛奶富含蛋白质和钙质，苹果中含有丰富的膳食纤维和维生素；二者搭配可以加速新陈代谢，促进皮肤微循环，去除皮肤中的杂质，有利于排毒养颜。

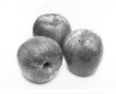

牛奶 + 红枣： 牛奶和红枣搭配食用既可以补充人体所需的蛋白质，又可以补血补气，具有滋润皮肤、抗氧化的功效，可以使皮肤细腻、红润、有光泽。

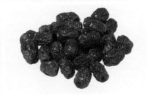

丝瓜

　　中医认为丝瓜有清热利湿功效，对痘痘有一定的缓解作用，有痘痘困扰的女性可适当多食。其实丝瓜去痘，是由于丝瓜中含有丰富的维生素C成分。维生素C有较强的抗氧化功效，长期食用，可抵抗自由基、美白、除皱。

排毒食材解析

丝瓜中的B族维生素可以为皮肤补充营养，延缓皮肤老化；其含有的水分、维生素C、木糖胶等成分能保护皮肤、消除色斑，使皮肤洁白、细嫩，是不可多得的美容佳品，故丝瓜汁有"美人水"之称。丝瓜还具有活血通经、清热解毒、利尿消肿的功效。

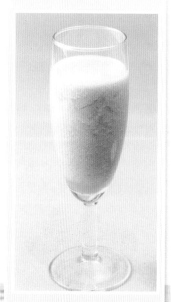

Tips：体虚内寒、腹泻者不宜多食。

这样吃好排毒

◆ 清炒或者做汤：清炒、做汤时，丝瓜的营养不会受到影响，可美白肌肤。

◆ 宜现切现做：丝瓜汁水丰富，切块放置过程中容易造成维生素C的流失，而且也容易出现氧化变黑的情况。

◆ 清淡烹制：烹制丝瓜时应注意尽量保持清淡，油要少用，可勾稀芡，也能令丝瓜发挥更好的美肤润肠作用。

双椒丝瓜

原料：丝瓜300克，青、红椒各1个，葱段、姜丝、盐、料酒、高汤各适量。

做法：1 将丝瓜去皮、去瓤，洗净，切薄片；青红椒去蒂、去籽，洗净，切成菱形片。2 锅置旺火上，油热时将葱段、姜丝、青红椒片一起炝锅，煸出香味，放入丝瓜片翻炒片刻，放入盐、料酒和少许高汤，翻炒均匀即可。

排毒功效：丝瓜和青椒、红椒都富含维生素C，有抗氧化功效，可令肌肤更加光滑、水嫩。

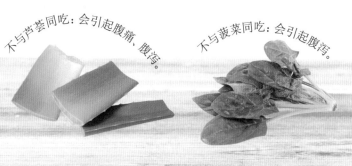

不与芦荟同吃：会引起腹痛、腹泻。

不与菠菜同吃：会引起腹泻。

虾仁丝瓜汤

原料： 虾仁、丝瓜各 100 克，盐、葱末、姜末、香油各适量。

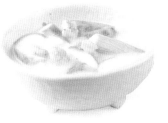

做法： ① 虾仁洗净；丝瓜洗净，去皮，切段。② 油锅烧热，放入葱末、姜末炒香；放入虾仁翻炒；再放入丝瓜段继续翻炒，加适量水，加适量盐调味，淋上香油即可。

排毒功效： 丝瓜虾仁汤能使皮肤细胞保持饱满活力，有助于美白抗皱。

丝瓜金针菇

原料： 丝瓜 150 克，金针菇 100 克，盐、淀粉各适量。

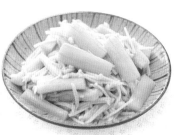

做法： ① 丝瓜洗净，去皮切段。② 金针菇去根洗净，放入沸水中略焯。③ 锅中放入丝瓜段翻炒，再放金针菇拌炒，熟后用盐调味，用淀粉勾芡即可。

排毒功效： 丝瓜和金针菇都富含多种维生素，有抗氧化功效，可令肌肤更加光滑、水嫩。

丝瓜炖豆腐

原料： 丝瓜 100 克，豆腐 250 克，葱花、盐、酱油、香油各适量。

做法： ① 丝瓜洗净，去皮，切块；豆腐洗净，切块。② 锅中加适量水，煮开后放入丝瓜块和豆腐块，小火慢炖。③ 炖熟后加适量酱油、盐、香油调味，撒上葱花即可。

排毒功效： 丝瓜和豆腐都有美白肌肤的功效，两者搭配，可补充蛋白质和维生素 C。

排毒搭配

丝瓜 + 鱼肉： 丝瓜搭配鱼肉炖汤可以为皮肤补充优质蛋白质和维生素 C，具有抗氧化功效，可以美白养颜，令皮肤光滑、细腻。炖汤时少放油和盐能保持鱼肉的鲜美，帮助瘦身。

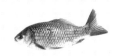

丝瓜 + 香菇： 二者搭配煲汤，饭前喝一碗，能润肠通便，排出体内积存的毒素，令肌肤更加光滑、水嫩。丝瓜中的维生素 C 具有抗氧化功效，可以美白肌肤。

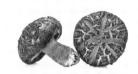

丝瓜 + 红糖： 丝瓜红糖水能够缓解痘痘，改善肤色暗沉，月经结束后 3 天开始饮用，下次月经前停用，连续食用 1 个月，对于改善宫寒、美容护肤都有显著效果。

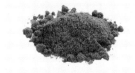

丝瓜炒鸡蛋

原料：丝瓜200克，鸡蛋2个，葱末、盐各适量。

做法：① 丝瓜洗净，去皮，切滚刀块；鸡蛋打入碗中，打散。② 油锅烧热，倒入鸡蛋液，翻炒成小块，盛出备用。③ 另起油锅，放入葱末炒香，放入丝瓜块炒熟；倒入炒好的鸡蛋，加适量盐，翻炒均匀即可。

排毒功效：本菜富含蛋白质和维生素C，可以补水美白，滋润皮肤。

富含维生素C和水分，滋润肌肤

蛋白质丰富，美白护肤

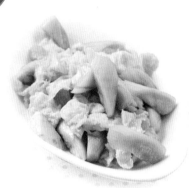

丝瓜鲫鱼汤

原料：丝瓜100克，鲫鱼块200克，料酒、盐、姜丝各适量。

做法：① 丝瓜洗净，去皮，切成长条；鲫鱼块洗净，用料酒、盐腌制5分钟。② 油锅烧热，放入丝瓜翻炒至五分熟，加水大火煮开。③ 放入鱼肉、姜丝煮熟，加入适量盐调味即可。

排毒功效：该菜品富含蛋白质和维生素C，可以使皮肤光滑、细腻。

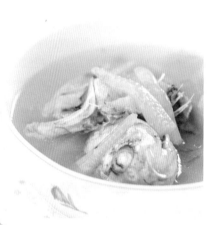

滋润皮肤，补水美白

高蛋白质，易于吸收，有美白功效

西红柿丝瓜汤

原料：丝瓜、西红柿各150克，葱末、盐各适量。

做法：① 丝瓜洗净切片；西红柿洗净切块。② 油锅烧热，放入葱末炒香，放入西红柿炒出汁，加水煮开。③ 放入丝瓜片煮熟，加盐调味即可。

排毒功效：丝瓜和西红柿都含有丰富的维生素C，可以减少黑色素沉积，起到美白的作用。

抗氧化，使皮肤洁白

富含维生素C，减少黑色素沉积

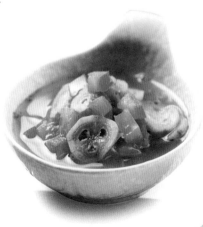

木耳炒丝瓜

原料：丝瓜 150 克，木耳 20 克，西红柿 1 个，蒜末、盐、生抽各适量。

做法：① 丝瓜洗净切块；西红柿洗净切块；木耳发泡好备用。② 油锅烧热，放入蒜末炒香，放入西红柿块和丝瓜块翻炒。③ 加入木耳炒熟，加适量盐、生抽调味即可。

排毒功效：该菜品可以补充人体所需的维生素，增强抵抗力，有美白功效。

滋润皮肤，美白

降低胆固醇含量，排毒养颜

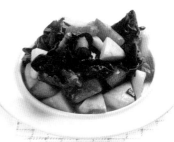

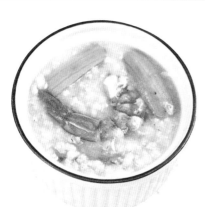

丝瓜虾仁糙米粥

原料：丝瓜 50 克，虾仁 40 克，糙米 60 克，盐适量。

做法：① 丝瓜洗净切段；糙米洗净加水浸泡 1 小时；虾仁洗净。② 将糙米、虾仁放入锅中，加水煮成粥。③ 放入丝瓜煮熟，加盐调味即可。

排毒功效：丝瓜搭配糙米煮粥可以加快新陈代谢，促进皮肤微循环，虾仁可以补充蛋白质。

抗氧化，美容养颜

富含膳食纤维，助消化

柚子凉拌丝瓜

原料：柚子 50 克，丝瓜 200 克，白糖、盐各适量。

做法：① 柚子去皮，取粒；丝瓜去皮，洗净切块，用热水焯熟。② 将柚子粒和丝瓜块放入盘中，加白糖、盐拌匀即可。

排毒功效：富含维生素 C，可以提高机体免疫力，抗氧化，有美白功效。

抗氧化，减少黑色素

补充维生素 C，美白

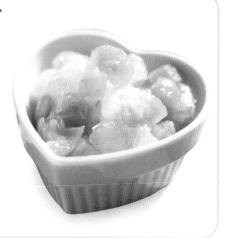

杏仁

　　研究发现，杏仁能促进皮肤微循环，其所含的脂肪、油能软化角质层，进而使皮肤红润有光泽。杏仁中蛋白质含量高，而且还含有一定比例的膳食纤维，对降低胆固醇，促进肠道蠕动以及保持体重有很好的辅助作用。

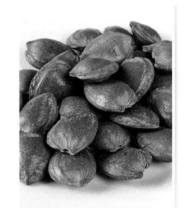

排毒食材解析

杏仁含有B族维生素、维生素P、钾、镁以及杏仁苷等成分，有抗氧化的功效，起到美白的作用。杏仁中还含有丰富的黄酮类和多酚类成分，能降血脂，显著降低心脏病的发病率。

需要注意的是杏仁中含有苦杏仁苷，直接食用后在酶和酸的作用下，会分解出有毒性的氢氰酸，因此吃时要煮熟或炒熟或加工成杏仁霜、杏仁茶食用。

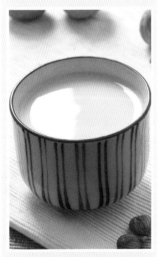

Tips：大便溏泻者，湿热体质患者不宜食用杏仁及其制品。

这样吃好排毒

◆ 炒制后直接食用：经过加热后，杏仁中的脂肪、蛋白质结构发生改变，更容易被身体吸收，可以抗衰老。

◆ 不宜过量吃杏仁：杏仁中有苦杏仁苷，进入体内可被胃酸水解，产生剧毒物质，所以不能过量食用杏仁，以每天不超过5~10颗为宜，以免中毒。

◆ 杏仁食用方法：苦杏仁烹制前要先煮熟，然后用清水浸泡1天左右，去皮再食用。

杏仁芝麻茶

原料：杏仁、核桃仁各100克，牛奶200毫升，冰糖、熟黑芝麻各适量。

做法：① 杏仁、核桃仁与牛奶、冰糖一起放入榨汁机中打匀。② 将打匀的杏仁、核桃、牛奶倒入碗中，隔水加热5分钟，取出，撒上熟黑芝麻即可。

排毒功效：杏仁芝麻茶富含不饱和脂肪酸，能润肠通便，还能延缓皮肤衰老，抗皱去皱。

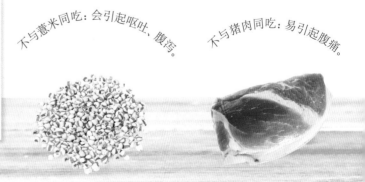

不与薏米同吃：会引起呕吐、腹泻。

不与猪肉同吃：易引起腹痛。

杏仁核桃露

原料：生杏仁 20 克，核桃仁 50 克，冰糖适量。

做法：① 生杏仁、核桃仁分别浸泡 6~8 小时，搓去外皮，分别捞出。② 锅中加适量水，放入生杏仁煮开，捞出，切碎；核桃仁切碎。

③ 将核桃仁碎、杏仁碎、冰糖放入豆浆机，加水到上下水位线之间，选择五谷豆浆功能，打成核桃露即可。

排毒功效：杏仁核桃露可滋养脑细胞，延缓衰老，美白护肤。

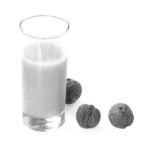

杏仁米糊

原料：熟杏仁 20 克，糯米 100 克，冰糖适量。

做法：① 糯米洗净；熟杏仁用刀切碎。② 熟杏仁碎、糯米和冰糖一起放入豆浆机中，加适量清水。③ 启动豆浆机"米糊"程序，等待 20 分钟即可。

排毒功效：杏仁有祛斑、美白的作用；糯米可补中益气，两者搭配能润燥护肤、祛斑美容。

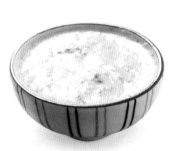

豌豆杏仁凉糕

原料：杏仁 30 克，豌豆 150 克，糯米粉 200 克，白糖适量。

做法：① 杏仁浸泡好，搓去外皮，煮熟后捞出。② 杏仁、豌豆放入榨汁机中，加适量水打成浆。③ 在豌豆杏仁浆中加入白糖，并逐渐加入糯米粉，和成绿色及白色两种面饼，放入蒸锅。④ 大火蒸至冒气后，转中火继续蒸 20 分钟，关火闷 5 分钟，取出，凉凉，切块即可。

排毒功效：杏仁可以淡化色斑、美白；豌豆富含胡萝卜素；糯米能滋补肠胃。三者搭配可补中益气、排毒养颜。

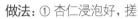

排毒搭配

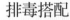

杏仁 + 牛奶：杏仁和牛奶搭配食用可以为皮肤提供优质蛋白质和多种维生素，能够滋养皮肤，促进皮肤微循环，改善肤色黯淡的情况，使皮肤净白、细腻、有光泽。

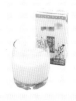

杏仁 + 山药：杏仁所含的脂肪可以软化皮肤角质层，减少黑色素沉积，美白养颜；山药富含膳食纤维，可以促进肠胃蠕动，加快新陈代谢，利于毒素的排出。

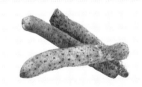

杏仁 + 鸡肉：二者搭配食用既可以补充人体所需的蛋白质等营养物质，提高机体免疫力，又可以滋润皮肤，起到美容养颜的作用。而且脂肪含量低，好吃不长肉。

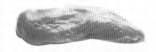

猕猴桃

猕猴桃含有大量的天然糖醇类物质，能有效调节糖代谢，对防治糖尿病和抑郁症有独特功效。猕猴桃含有优良的膳食纤维和丰富的抗氧化物质，可以快速清除体内堆积的毒素，改善皮肤血液循环，稳定情绪。

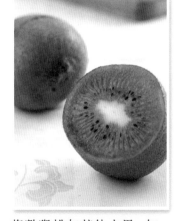

排毒食材解析

猕猴桃是含维生素 C 最丰富的水果，富含果酸和水分，其果肉中黑色颗粒还含有丰富的维生素 E，有较强的抗氧化作用，可以减少黑色素沉积，滋润皮肤，美白淡斑。洗过脸后，用去皮后的猕猴桃均匀涂抹脸部并进行按摩，对改善粗大毛孔有鲜明的效果。猕猴桃中还含有较多的膳食纤维，可以促进肠胃蠕动及毒素排出，是很好的减肥水果。

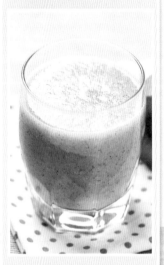

Tips：脾胃寒凉者不宜多食。

这样吃好排毒

◆ 宜于多种水果混合榨汁：将猕猴桃与其他水果，如桃子、梨、葡萄等混合榨汁，营养更为丰富，冷藏后口味酸甜清凉，具有润肺生津、滋阴养胃的功效。

◆ 直接食用：直接食用或榨汁，能保留大量膳食纤维和维生素，润肠排毒效果更好。

◆ 用猕猴桃酿酒：将猕猴桃去皮洗净，在榨汁机中捣成糊状后加入酵母糖液发酵，5~6 天后进行分离，浆汁液根据酒的度数加入一定砂糖发酵 30~35 天，再次分离储藏 2 年以上，即为猕猴桃酒。猕猴桃酒具有益气防癌、解毒健脾的功效。

不与牛奶同吃：两者同吃将影响消化吸收，出现腹胀、腹痛、腹泻。

不与胡萝卜同吃：胡萝卜中含有抗坏血酸酵酶，会破坏猕猴桃中的维生素 C。

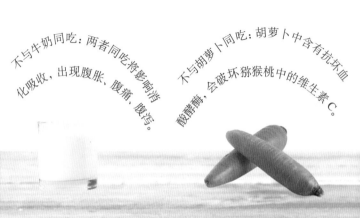

西米猕猴桃糖水

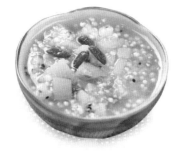

原料： 西米 100 克，猕猴桃 2 个，枸杞子、白糖各适量。

做法： ① 将西米洗净，用清水浸泡 2 小时；猕猴桃去皮切成粒；枸杞子洗净。② 锅中加适量水烧开，放入西米煮 15 分钟，加盖焖熟后加入猕猴桃、枸杞子、白糖，用小火煮透即可。

排毒功效： 富含维生素 C，在美白肌肤的同时，还能防治糖尿病和抑郁症。

苹果猕猴桃沙拉

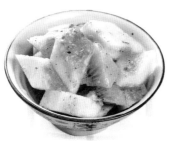

原料： 苹果 1 个，猕猴桃 2 个，白醋、白糖、盐、蜂蜜、柠檬汁各适量。

做法： ① 苹果洗净，切小块；猕猴桃切开，挖出果肉，切成小块；将水果装盘，备用。② 将白醋、白糖、蜂蜜和盐搅匀，挤入柠檬汁，制成沙拉酱，倒入水果中，拌匀即可。

排毒功效： 猕猴桃含有充足的维生素 C，可以提高抗氧化能力，美白护肤，增强机体免疫力。还可以清肠排毒，美体瘦身。

猕猴桃豆奶昔

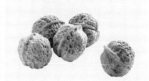

原料： 猕猴桃 2 个，香蕉 1 根，豆奶 200 克，蜂蜜、冰块各适量。

做法： ① 猕猴桃、香蕉分别去皮，切块。② 将猕猴桃块和香蕉块放入榨汁机，倒入豆奶，加适量蜂蜜，打成糊。③ 在猕猴桃豆奶糊中加入冰块，搅拌均匀即可。

排毒功效： 富含维生素 C 和蛋白质，可以滋润皮肤，使皮肤白净、细腻。还有润肠的作用，有利于毒素的排出。

排毒搭配

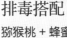

猕猴桃 + 蜂蜜： 猕猴桃可以为人体补充维生素 C，具有抗氧化的作用，减少黑色素沉积，可以使皮肤洁白、细腻，蜂蜜可以润肠，有助于体内杂质的排出，排毒养颜。

猕猴桃 + 菠萝： 猕猴桃和菠萝一起榨汁喝或制成沙拉食用含有丰富的维生素 C 和水分，能够为皮肤补充水分，使水油平衡，改善皮肤状态，使肌肤水润、亮白、有光泽。

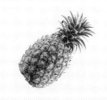

猕猴桃 + 坚果： 猕猴桃富含维生素 C 和水分，能给皮肤补水；坚果能弥补猕猴桃中油脂、蛋白质不足的缺点，且坚果中的油脂能软化角质层，有助于皮肤白皙、透亮。

石榴

　　石榴含有丰富的红石榴多酚和花青素，有强抗氧化作用，能快速地为肌肤补充水分，有保湿效果。花青素还是一种强抗氧化剂，其抗氧化效果比维生素 E 还强。此外，花青素还是能够从食物中提取的保护眼部肌肤的物质，多食石榴，能够保护眼睛。

排毒食材解析

石榴中丰富的花青素有很强的抗氧化作用，可以减少黑色素沉积，使皮肤水润亮白。石榴中含有维生素 C 及 B 族维生素、有机酸、糖类，能为人体提供多种营养物质，提高机体免疫力。石榴还含有多种氨基酸和微量元素，榨汁饮用能健胃助消化，有利于清肠排毒，从而美容养颜。

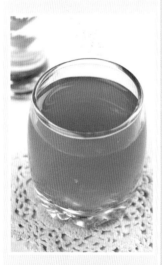

Tips：大便秘结者、糖尿病患者不宜多食。

这样吃好排毒

◆ **直接食用**：能保持石榴营养的食用方法就是直接食用，抗氧化效果最好。

◆ **巧用石榴籽**：吃完石榴的石榴籽也不要扔，将其洗净，晾干，磨碎后制成面膜，敷在脸上，有白皙肌肤的作用。

◆ **吃完石榴别忘记刷牙**：石榴虽然营养好，但其含有的果酸等成分也很高，所以吃完石榴后一定要及时刷牙，否则易腐蚀牙齿。

西柚石榴汁

原料：西柚半个，石榴 1 个，酸奶适量。

做法：① 将西柚去外皮去膜，将果肉剥入碗中备用；将石榴的果粒剥入碗中备用。② 将西柚果粒和石榴果粒放入榨汁机中榨成汁，去渣后加入适量酸奶即可。

排毒功效：石榴中的花青素能抗氧化，让肌肤白皙，还可帮助清除血液杂质；酸奶中含有蛋白质，可以美白护肤。

不与西红柿同吃：两者一起吃会影响营养物质的消化吸收。

不与螃蟹同吃：两者同吃易刺激胃肠，出现腹痛、恶心、呕吐等症状。

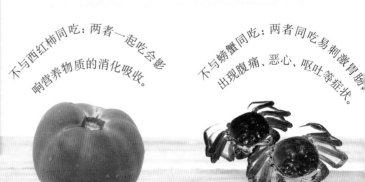

石榴火龙果酸奶

原料: 石榴 1 个, 火龙果半个, 酸奶 100 毫升。

做法: ① 石榴去皮, 取果肉; 火龙果去皮, 切小块。② 将石榴和火龙果放入碗中, 倒入酸奶即可食用。

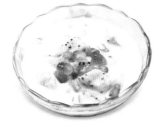

排毒功效: 富含花青素和多种维生素, 可以滋润皮肤, 减少黑色素沉积, 起到美白护肤的作用。

石榴豆浆

原料: 黄豆 60 克, 石榴 1 个, 白糖适量。

做法: ① 石榴去皮, 取出石榴果粒; 黄豆提前洗净, 浸泡 12 小时。② 将石榴果粒和黄豆放入豆浆机中打成豆浆, 加适量白糖即可。

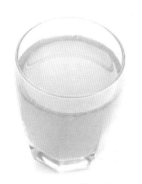

排毒功效: 此饮品富含维生素和蛋白质, 二者搭配食用可以为皮肤提供营养物质, 改善皮肤状态, 美白养颜。

石榴西米粥

原料: 石榴 150 克, 西米 50 克, 糖桂花适量。

做法: ① 石榴去皮, 取果粒掰散。② 锅中加入石榴果粒和水煮沸, 滤去渣, 加入西米, 再次煮沸, 调入糖桂花即可。

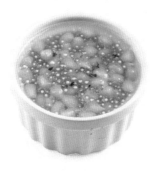

排毒功效: 石榴富含维生素, 可以滋养皮肤, 美容养颜, 还可以调理肠胃。

排毒搭配

石榴 + 香蕉: 石榴中富含花青素和多种维生素, 有利于提高机体抗氧化能力, 减少黑色素沉着, 从而起到美白护肤的作用; 香蕉富含膳食纤维, 可以加速新陈代谢, 排毒养颜。

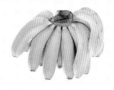

石榴 + 胡萝卜: 将石榴和胡萝卜榨成汁饮用, 可以为人体补充维生素 C, 提高抗氧化能力, 可以减少黑色素, 使皮肤美白细腻; 充足的水分能促进皮肤微循环, 使皮肤水润有光泽。

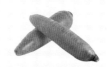

石榴 + 柠檬: 石榴和柠檬中都含有大量的维生素 C 和水分, 可以为皮肤补水, 美容养颜, 使肌肤水润亮白; 还能为身体补充营养, 增强身体素质, 提高机体免疫力。

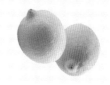

你想知道的美白排毒知识

每一个女性都希望自己拥有白皙光滑的皮肤，很多人都会选择购买昂贵的护肤品来保养皮肤，但真正能改善皮肤状态的还是健康的饮食和愉悦的心情。

睡好美容觉，轻松排毒

美容觉是指晚上的10点至次日凌晨2点期间的睡眠。这段时间，皮肤新陈代谢最为旺盛，如果在这个时间获得较好的睡眠，就能加快皮肤的新陈代谢，使皮肤延缓老化。

Q 吃什么排毒养颜效果好？

A 排毒养颜要多吃些含有维生素C和维生素E的食物，尤其是西红柿，防晒又美白。猕猴桃、橙子、樱桃、草莓、胡萝卜等也都是不错的美白食物！

Q 每天喝很多水，怎么肌肤还干干的？

A 相对于喝水而言，由外部补水的方式更容易让皮肤获得水分，所以干性皮肤还是准备个小加湿器吧。

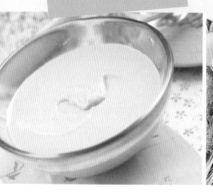

▲传统美白秘方根据自身情况用

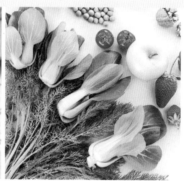

▲多吃蔬菜预防皮肤过敏

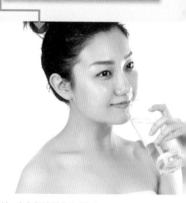

补对水轻松排毒美白

Q 白醋加珍珠粉真的能美白吗？

A 用珍珠粉和白醋可以做面膜，主要有祛斑的作用。如果皮肤没有什么问题，可以选择珍珠粉牛奶面膜，美白效果就更好了。一般食醋用来做面膜，白醋含酸度高对皮肤伤害太大，所以建议你去用食醋！

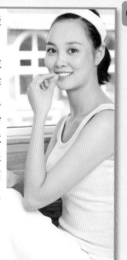

Q 敏感肌肤怎么美白能不损伤皮肤？

A 敏感性肌肤，要多喝水，以增强皮肤免疫力；多吃新鲜蔬果，便于强化皮肤细胞抗敏能力。必要时可以使用白芷、牡丹皮等调理。敏感性皮肤比较容易受损，应使用温和的护肤品，不乱用化妆品。

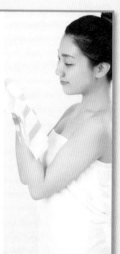

美白排毒的关键因素

黑色素

黑色素是妨碍美白的根本原因，要做好防晒，并常吃一些具有美白功效的食物。

防晒

太阳光中的紫外线是女性美白祛斑的大敌，阳光强烈时出门要有防护措施，如遮阳伞、防晒霜等。

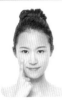

内分泌

皮肤生成黑色素也与内分泌系统有关。如果长时间内分泌紊乱，皮肤就会变黑，甚至出现各种色斑。

充足睡眠

为有效促进细胞更新，增加肌肤光泽，每天要有充足的睡眠，不应少于8小时。

Q 用了排毒养颜产品为何便秘加重？

A 不少排毒养颜产品实际作用是促进排便，含有泻药成分，但排毒和排便是两个概念，不能等同。有慢性便秘的患者更不可随便使用此类产品，否则是越用越便秘，治疗起来越困难。

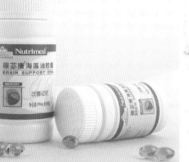

↑ 依赖药物排毒不靠谱

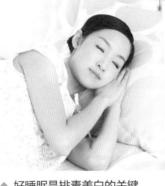

↑ 好睡眠是排毒美白的关键

按摩穴位，美白补水更高效

常常按摩腿部经络和穴位，有助于疏通气结，加强气血循环。双手捧住腿，五指顺顺用力，由脚踝逐渐向上溃至大腿，感觉有痛、酸的地方，加强按摩就可以了。

Q 排毒养颜胶囊有用吗？

A 排毒养颜胶囊以调理人体紊乱的代谢活动和失调的内分泌活动，调节机体平衡，使脏腑功能正常，气血流畅，气机调畅，从而达到排毒和养颜的目的。但不建议经常服用排毒养颜胶囊，应在专业的医生或药师的指导下正确服用，以确保用药的安全性。

Q 熬夜损伤皮肤，怎么补救？

A 生活的作息不规律，就会在面部肌肤上直观地表现出来，如果长时间熬夜会破坏人体内分泌系统和神经系统，会出现皮肤干燥、弹性差、缺乏光泽、暗疮、粉刺、黄斑、黑斑等问题。下面三款粥可以补气养血，修复熬夜对皮肤的损伤。

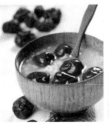

山药红枣糯米粥

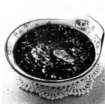

红枣桂圆黑米粥

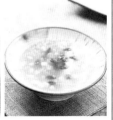

山药枸杞粥

排出毒素祛痘祛斑

痘痘是毛囊发炎的一种表现，也是一种慢性炎症，常发生于脸部、胸背部。体内湿毒过多容易长痘痘。出现痘痘后，最好采取简单的消炎措施，令痘痘自然脱落。在长痘期间，除了要保持情绪愉悦、作息规律外，在饮食方面也宜注意，多吃清淡排毒食物。

 ### 四季豆：清肠毒，调节内分泌

四季豆豆荚中含有丰富的膳食纤维，能清肠排毒，其豆荚中的豆则含有大量的植物蛋白质，能降低体内胆固醇含量，进而平衡皮肤油脂的分泌。

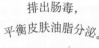
排出肠毒，平衡皮肤油脂分泌。

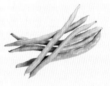

 ### 草莓：美容养颜

食用草莓有祛皱增白、保湿的效果，于睡前饮用草莓汁，可缓解神经紧张，加快皮肤代谢，有助于美容。

加快皮肤代谢，使皮肤光洁滋润。

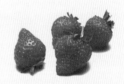

 ### 葡萄：抗氧化，延缓衰老

葡萄中含有丰富的果酸、果糖，有"植物奶"的美誉，有超强的抗酸化、抗氧化功效，能清除自由基，从而起到紧致肌肤、延缓衰老的作用。

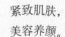
紧致肌肤，美容养颜。

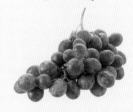

辣椒：辛辣

　　辣椒会刺激皮脂腺的分泌，过多的油脂得不到及时清洁容易堵塞毛孔，从而导致痘痘的产生。辛辣刺激的食物还会使皮肤产生灼烧感，不利于痘痘恢复。

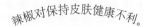
辣椒对保持皮肤健康不利。

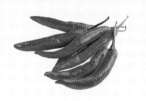

坚果：含丰富油脂

　　坚果含有丰富的油脂，会促进皮脂腺分泌，不利于痘痘的恢复。因此，在长痘痘期间，除了要少吃坚果外，富含动物油脂的食物，如牛肉、羊肉等也要少吃。

促进皮肤油脂分泌，不利于痘痘恢复。

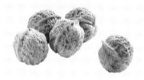

海带：富含碘

　　海带中碘含量丰富，而碘有助于体内雄性激素分泌，并刺激皮脂腺分泌油脂，令油脂更加堵塞毛孔，加重痘痘症状。海藻、裙带菜以及海产品都有此作用。

油脂分泌旺盛者应少吃海带，以免加重症状。

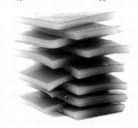

把握祛痘印的黄金时间

长痘痘后如果留下痘印将十分令人烦恼，祛除痘印要把握最佳的时间。痘痘从发炎到破坏皮肤表皮结构需要3~6个月。若是在痘痘发炎至痘印出现的2个月内，及早采取措施，便可将皮肤组织受损程度降到最低，更有助于痘印的祛除。

四季豆

四季豆化湿而不燥烈，健脾而不滞腻，是脾虚湿滞常用的食物。四季豆豆荚中含有丰富的膳食纤维，能促进胃肠蠕动，清肠毒；而豆荚中的豆则含有大量的植物蛋白质，也能降低体内胆固醇含量，进而平衡皮肤油脂的分泌。

排毒食材解析

四季豆富含膳食纤维和水分，可以加速新陈代谢，促进机体排毒，既有助于排毒养颜，又可以瘦身塑形；四季豆中的皂苷类物质能降低脂肪吸收功能，促进脂肪代谢，能够清体排毒；所含的植物蛋白质可以降低体内胆固醇的含量，有利于调节皮肤油脂的分泌，使水油平衡，改善皮肤状况。

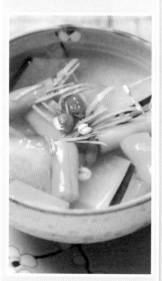

Tips：腹胀者不宜多吃四季豆。

这样做好排毒

◆ 清炒：将四季豆切丝或切段清炒，能最大限度地保留四季豆的营养，尤其是膳食纤维的作用，能清肠毒，而且摄入的油脂较少，有助于控制皮肤油脂分泌。

◆ 控制食用量：四季豆中有皂苷，吃多了容易导致腹胀排气，所以不宜多吃，每次150克左右，一周吃2~4次即可。

◆ 宜与土豆搭配：能调节胃肠，对胃肠不适引起的痘痘、黑眼圈和肤色暗沉等有缓解作用，每周吃一两次即可。

◆ 炖煮时宜少放油脂：四季豆炖肉是一道常见的家常菜，但在长痘痘期间，最好烹制四季豆时少放肉、油，以免食用后刺激皮肤油脂分泌，加重痘痘。

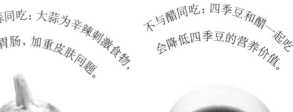

不与大蒜同吃：大蒜为辛辣刺激食物，会刺激胃肠，加重皮肤问题。

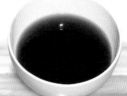

不与醋同吃：四季豆和醋一起吃会降低四季豆的营养价值。

橄榄菜炒四季豆

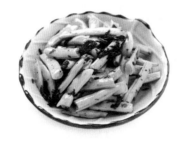

原料： 四季豆 150 克，橄榄菜 20 克，盐适量。

做法： ① 四季豆择洗干净，切段，焯 2 分钟。② 油锅烧热，放入四季豆翻炒一会儿，加入橄榄菜继续翻炒。③ 出锅前加盐调味即可。

排毒功效： 橄榄菜炒四季豆能清肠毒，控制皮肤油脂的分泌，预防痘痘。

四季豆焖土豆

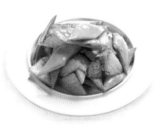

原料： 四季豆 200 克，土豆 100 克，盐、生抽各适量。

做法： ① 土豆洗净，去皮切片；四季豆择洗干净，切成长段。② 油锅烧热，倒入四季豆段和土豆片一起翻炒。③ 加入适量盐和生抽调味即可。

排毒功效： 土豆和四季豆均含有膳食纤维，可以加速肠胃蠕动，有助于清肠排毒，带走体内的杂质和油脂，清洁皮肤。

四季豆炒饭

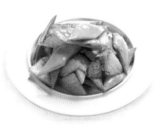

原料： 米饭 200 克，四季豆 100 克，猪肉 50 克，盐、生抽各适量。

做法： ① 四季豆洗净，切粒；猪肉切块。② 油锅烧热，放入猪肉翻炒；倒入四季豆炒熟。③ 放入米饭继续翻炒，加盐、生抽调味即可。

排毒功效： 富含膳食纤维、维生素及蛋白质等物质，营养均衡全面，可以加速代谢，排毒养颜。

排毒搭配

四季豆 + 鸡肉： 四季豆中的蛋白质为植物蛋白，与鸡肉搭配后能完善蛋白质成分，而且去皮鸡肉的脂肪含量非常少，能帮助瘦身，也有助于平衡皮肤油脂分泌。

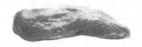

四季豆 + 芹菜： 四季豆和芹菜搭配食用富含膳食纤维和水分，可以有效促进肠胃蠕动，加速人体新陈代谢，有助于清肠排毒，从而促进皮肤微循环，保持水油平衡。

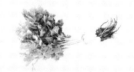

四季豆 + 茄子： 富含膳食纤维和维生素，有助于加速新陈代谢，帮助排出体内积存的毒素；还具有抗氧化作用，可以减少黑色素，淡化色斑，美容护肤。

草莓

草莓中的营养物质有助于体内"垃圾"的清除，有助于排出皮肤毒素，保持皮肤光洁。长期食用草莓有祛皱增白、保湿的效果，睡前饮用草莓汁，可缓解神经紧张，加速皮肤代谢，有助于美容。

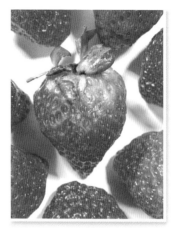

排毒食材解析

草莓中含有丰富的维生素 C，具有抗氧化作用，可以减少黑色素沉积，淡化色斑，使皮肤水润美白；含有的花青素具有较强的抗氧化性，可以清除体内自由基，改善皮肤状况；榨汁饮用可补充水分、膳食纤维、果胶和多种有机酸，可以加速代谢，促进皮肤微循环，去除老化角质，润肤养颜。

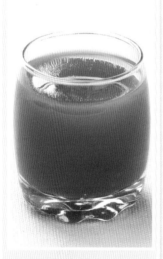

Tips：脾胃虚寒者不宜多食用草莓。

这样吃好排毒

✦ 直接食用：草莓可直接食用，最能保留草莓的营养，对健康和皮肤代谢最为有益。

✦ 贴片或打碎敷于脸上：草莓中含有一定量的果酸，用作洁肤品和护肤品有助于去除角质，适合油性肌肤使用。

✦ 草莓清洗有技巧：草莓表面不平不易洗净，所以可以先用清水冲一遍，然后放入淡盐水中浸泡 15 分钟左右，有助于除菌。

草莓蛋卷

原料：草莓 5 个，鸡蛋 1 个，面粉，柠檬汁各适量。

做法：① 将鸡蛋打散，加水、柠檬汁和面粉调成糊；草莓洗净，切粒。② 油锅烧热，倒入面糊，摊成蛋饼，将蛋饼切条并卷成卷儿，草莓粒撒在蛋饼卷上即可。

排毒功效：草莓中的果酸与鸡蛋中的蛋白质搭配，能软化角质层，为皮肤补充蛋白质。

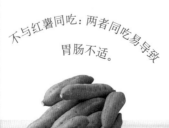

不与红薯同吃：两者同吃易导致胃肠不适。

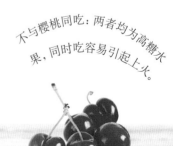

不与樱桃同吃：两者均为高糖水果，同时吃容易引起上火。

草莓奶昔

原料：草莓 8 个，牛奶 200 毫升，蜂蜜适量。

做法：① 草莓洗净，放入豆浆机中捣成泥状。② 加入牛奶和适量蜂蜜，按下豆浆机的果汁键，打成汁即可。

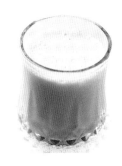

排毒功效：草莓中的维生素、果酸与牛奶中的蛋白质搭配，能够软化角质，为皮肤补充营养，达到美白、淡斑的作用。

草莓鲜果沙拉

原料：草莓 10 个，苹果 1 个，香蕉 1 根，沙拉酱适量。

做法：① 草莓洗净，对半切开；苹果洗净切块；香蕉去皮切块。② 将以上材料放入盘中，加入沙拉酱拌匀即可。

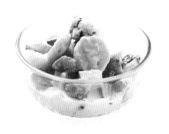

排毒功效：草莓和多种水果搭配，富含维生素和水分，具有抗氧化功能，可以减少黑色素沉积；还能为皮肤补水，清痘控油。

草莓蜜汁山药

原料：山药 100 克，草莓 20 个，白糖、水淀粉各适量。

做法：① 山药去皮切块，蒸熟后压成泥；在另一锅中加入适量的水和白糖一起熬煮。② 草莓洗净（留 1 个草莓切丁）放入

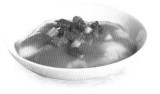

榨汁机中搅打成汁；倒入糖水中煮至草莓汁变稠，淋入适量水淀粉。③ 把草莓蜜汁浇在山药泥上，点缀切好的草莓丁即可。

排毒功效：富含维生素，可滋润肌肤，使皮肤细腻；山药中还有丰富的膳食纤维，可以加速代谢，利于毒素排出。

排毒搭配

草莓 + 猕猴桃：两种水果搭配食用含有充足的维生素 C 和水分，可以提高肌肤的抗氧化能力，增强皮肤细胞的活力，减少黑色素沉积，淡化色斑，美白养颜。

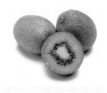

草莓 + 酸奶：既含有充足的维生素 C，又含有丰富的蛋白质，可以为皮肤补充多种营养物质，增强皮肤抵抗力，改善皮肤黯淡、无光泽的状况，使皮肤白净细腻。

草莓 + 西瓜：草莓搭配西瓜榨汁或制成沙拉富含维生素 C 和水分，为皮肤补充水分，调节油脂分泌，控油清痘，还能提高抗氧化能力，淡化色斑，美容养颜。

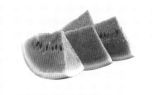

银耳

银耳中含有丰富的海藻糖、葡萄糖、多酸戊糖和甘露醇等成分，这些成分以多糖形式存在，具有亲水性，可以滋养皮肤角质层，令皮肤细腻有弹性。

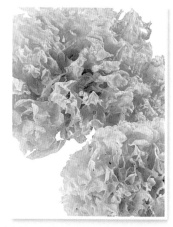

排毒食材解析

银耳中的多糖对皮肤角质层有良好的滋养作用，可使皮下组织丰满，皮肤细腻、滋润而有弹性；维生素、胡萝卜素、海藻糖等成分有助于维持皮肤组织正常机能，修护肌肤，淡化色斑，刺激皮肤新陈代谢，保持皮肤润泽细嫩，能够增强皮肤张力、消除皱纹。银耳中做汤饮可补充膳食纤维，可以促进肠胃蠕动，排除体内毒素，既美体瘦身，又美容养颜。

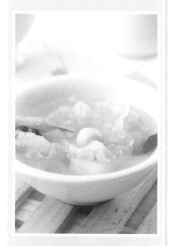

Tips：痰湿咳嗽、大便溏泄者不宜食用。

这样吃好排毒

◆ 煮汤：银耳中的多糖必须经过熬煮才能析出，因此要想达到润肤、美白的效果，制作银耳汤是最佳的选择。

◆ 熬煮后打碎敷脸：银耳也可以在熬煮后打碎，制作成面膜，直接涂抹于面部皮肤上，滋润效果也很好。

◆ 银耳要用温水泡发：冷水泡发银耳，不容易清除银耳表层吸附的污垢；热水泡发银耳会严重损失营养成分。用温水泡发是相对安全且保留银耳营养成分的最佳办法。

◆ 宜与红枣搭配：银耳搭配红枣煮汤营养更均衡，红枣的甜味渗入银耳中，味道更佳，还可以起到美容养颜的功效。

◆ 别选过白或过黄的银耳：银耳本色为白中略带黄色，过白或过黄的银耳可能是经化学制剂熏染过的，不利于健康。

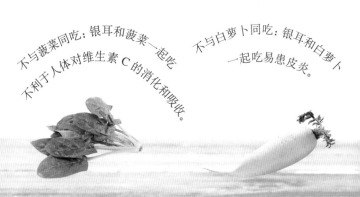

不与菠菜同吃：银耳和菠菜一起吃不利于人体对维生素 C 的消化和吸收。

不与白萝卜同吃：银耳和白萝卜一起吃易患皮炎。

银耳红枣粥

原料：银耳 10 克，红枣 5 颗，大米 50 克，冰糖适量。

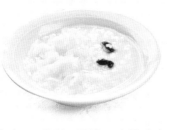

做法：① 银耳发泡好，撕成小朵。② 红枣洗净去核；大米洗净，浸泡 30 分钟。③ 锅中放入适量水烧开，放入大米煮沸，放入银耳、红枣，小火煮 20 分钟，再放入冰糖略煮即可。

排毒功效：这款粥味道甜糯，可令肌肤细腻有弹性，减少皮肤出油，预防痘痘。

双耳炒黄瓜

原料：黄瓜 300 克，木耳、银耳、葱末、盐各适量。

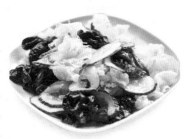

做法：① 木耳、银耳用清水泡发，洗净；黄瓜洗净切片。② 油锅烧热，放入葱末炒香，加入木耳、银耳快速翻炒。③ 放入黄瓜片翻炒，加入盐调味即可。

排毒功效：此菜可滋补气血，有助于清除体内的废物，使水油平衡，利于祛痘。

银耳樱桃粥

原料：银耳 50 克，樱桃 30 克，大米 80 克，冰糖适量。

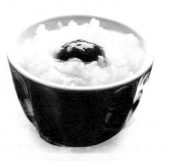

做法：① 银耳泡发，去蒂洗净；樱桃洗净。② 大米淘洗干净，浸泡 30 分钟。③ 大米加水煮沸，放入冰糖，转小火熬煮成粥。④ 放入银耳、樱桃，略煮片刻搅拌均匀即可。

排毒功效：银耳能滋阳润肺，樱桃能养颜补血。二者搭配，能滋阴养颜，帮助排出体内的代谢废物。

排毒搭配

银耳＋香蕉：银耳和香蕉同食富含膳食纤维和植物胶原，可以加速肠胃蠕动，有助于清肠排毒，促进皮肤微循环，去除老化角质，修护皮肤，淡化色斑。

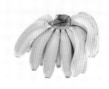

银耳＋菊花：菊花可以清热解毒，祛热祛湿，有助于清除体内湿气，搭配银耳食用能够加速皮肤新陈代谢，去除老化角质，增强皮肤活力，抑制痘痘生长。

银耳＋梨：宜与雪梨搭配可润肺滋阴，除月经期可随时饮用，一般连续饮用 3 天，就能使皮肤变得滋润。

银耳桂圆莲子汤

原料：银耳、桂圆肉各50克，莲子15颗，冰糖适量。

做法：① 将莲子洗净，浸泡2小时；银耳泡发，洗净去蒂，撕成小朵；桂圆肉冲去杂质备用。② 将银耳、莲子、桂圆肉倒入锅中，加适量水煮开。③ 放入冰糖，转小火继续煮90分钟即可。

排毒功效：可以滋润皮肤，令皮肤有弹性，还能补血安神，更适合女性食用。

润肤，美白

益气补中，调养气血

清心火，祛除雀斑

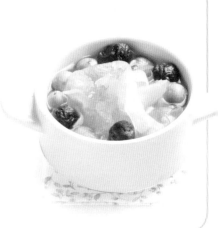

红薯银耳羹

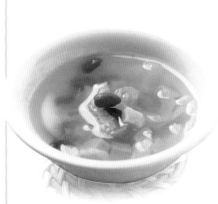

加速新陈代谢

修护肌肤，淡化色斑

原料：银耳20克，红薯100克，枸杞子、冰糖各适量。

做法：① 银耳泡发，撕小朵；枸杞子洗净；红薯洗净去皮，切成小块。② 将银耳、枸杞子、红薯块加适量水煮开，转小火熬煮2个小时。③ 加入冰糖煮至融化，搅拌均匀即可。

排毒功效：滋阴润肺，益气清肠，可以滋补皮肤角质层，美白护肤，淡化色斑。

银耳百合豆浆

原料：黄豆60克，银耳、鲜百合各10克，香蕉1根，冰糖适量。

做法：① 黄豆用水浸泡12小时。② 银耳泡发好，撕成小朵。③ 鲜百合剥开，洗净；香蕉去皮，切成小块。④ 将黄豆、银耳、百合、香蕉块放入豆浆机打成豆浆，加冰糖搅拌均匀即可。

排毒功效：该款豆浆营养丰富，可以延缓衰老，调节水油平衡对油性皮肤尤为有益。

滋养皮肤角质层

清热祛火，调节水油平衡

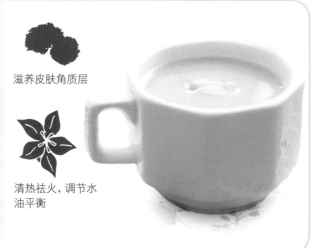

银耳拌黄瓜

原料：银耳 10 克，黄瓜 1 根，花椒、干辣椒碎、醋、香油、盐各适量。

做法：① 银耳泡发，撕成小朵；黄瓜洗净，去皮切块，和银耳一同放入大碗中。② 油锅烧热，放入花椒、干辣椒碎炸香。③ 将辣椒油和醋、香油、盐调成汁，和银耳、黄瓜片搅拌均匀即可。

排毒功效：可以为皮肤提供水分，滋养皮肤角质层，控油祛痘，利于美容。

亲肤，滋养角质层

加速代谢，排毒养颜

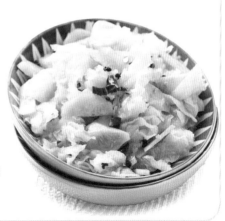

银耳花生汤

原料：银耳 15 克，花生仁 50 克，红枣 10 颗，白糖适量。

做法：① 银耳用温水浸泡，撕成小朵；红枣洗净，去核。② 锅中加适量水煮沸，放入花生仁、红枣煮开。③ 花生仁熟烂时，放入银耳煮熟，加白糖调味即可。

排毒功效：富含海藻糖、膳食纤维、蛋白质等物质，可以加速代谢，促进排毒，能更好地滋养皮肤，去油祛痘。

富含膳食纤维，可以加速代谢，排毒养颜

富含蛋白质

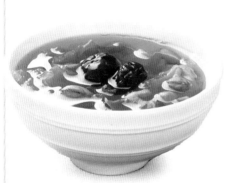

菊花银耳枸杞粥

原料：菊花 10 克，泡发银耳 15 克，糯米 60 克，枸杞子、蜂蜜各适量。

做法：① 糯米洗净；菊花加足量清水放入锅中，大火煮沸，焖 5 分钟，取汁。② 糯米与银耳一起放入锅中，倒入菊花煎液，大火烧开，改小火熬煮成粥。③ 放入枸杞子，调入蜂蜜即可。

排毒功效：银耳中富含的多糖，有助于滋润皮肤，淡化色斑，使皮肤水润细嫩。

滋润皮肤，延缓衰老

祛湿热，预防起痘

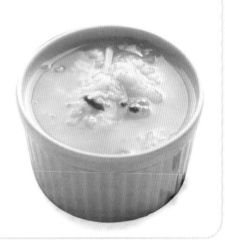

葡萄

　　葡萄中含有丰富的果酸、果糖，有"植物奶"的美誉，有超强的抗酸化、抗氧化功效，能去除体内自由基，避免其伤害细胞，起到紧致肌肤、延缓衰老的作用。葡萄籽中含有的类黄酮物质，抗氧化的功效是维生素E的50倍，具有美容养颜的功效。

排毒食材解析

葡萄中含有多种维生素及果酸，可以增强机体免疫力，具有抗氧化功效，能够减少皮肤受损，修复皮肤；葡萄中的类黄酮和葡萄子中的花青素具有极强的抗氧化能力，能够清除体内自由基，减少黑色素沉着，一同榨汁饮用，更有助于达到美白淡斑的效果；水分充足，可以为皮肤补水，调节水油平衡，有利于控油祛痘。葡萄中的葡萄糖和钙、磷、铁等营养成分还可以缓解低血糖，改善贫血，使身体更健康。

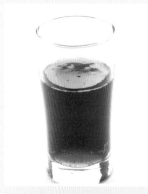

Tips：糖尿病、便秘患者及脾胃虚寒者不宜多食葡萄。

这样吃好排毒

◆ 直接食用：直接食用或榨汁可以较大程度地保留葡萄的营养成分，可促进皮肤新陈代谢，令肌肤保持年轻态。

◆ 连皮一起吃：葡萄中的花青素大多存在于葡萄皮中，这种强抗氧化成分，能有效延缓衰老，所以吃葡萄时，宜连皮一起吃。

◆ 吃葡萄后是否喝水看情况：葡萄中含有大量的糖分，在吃葡萄后立即大量饮水，果糖会被冲入肠道，导致肠道中渗透压升高，会促进排便。如果有便秘症状，则可以吃葡萄后饮水。但如本身脾胃较弱，容易出现腹泻，则不要在吃葡萄后饮水。

◆ 宜与酸奶搭配：酸奶中丰富的蛋白质和乳酸菌能更好地与水果中的果酸、果糖结合，形成有机酸，能抗氧化，软化角质层。

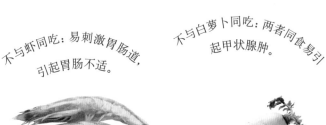

不与虾同吃：易刺激胃肠道，引起胃肠不适。

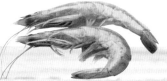

不与白萝卜同吃：两者同食易引起甲状腺肿。

苹果葡萄汁

原料：苹果 100 克，葡萄 50 克。

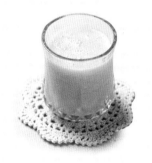

做法：① 苹果洗净，切块；葡萄洗净。② 将葡萄和苹果块放入榨汁机内，加入适量温开水，榨成汁，过滤出汁液即可。

排毒功效：葡萄连皮一起榨汁，能够充分保留葡萄皮中的花青素，提高抗氧化力，紧致皮肤，减少痘痘；苹果富含膳食纤维，有助于促进皮肤微循环，排毒养颜。

葡萄汁浸山药

原料：葡萄、山药各 200 克，白糖、蜂蜜、盐各适量。

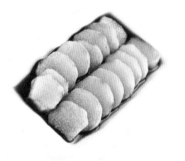

做法：① 葡萄洗净；山药洗净，去皮切块。② 将葡萄榨成汁，倒入碗中；山药蒸熟，凉凉。③ 将熟山药块放入葡萄汁碗中，加入白糖、蜂蜜、盐搅拌均匀，放入冰箱冷藏 1 小时即可。

排毒功效：富含维生素和水分，能为皮肤补充水分并减少黑色素沉着，有利于淡化色斑，调节水油平衡。

葡萄猕猴桃汁

原料：葡萄 100 克，猕猴桃 1 个，冰糖适量。

做法：① 葡萄洗净；猕猴桃取果肉，切成小块。② 将葡萄和猕猴桃块放入豆浆机，加适量水榨成汁，加冰糖饮用即可。

排毒功效：葡萄和猕猴桃均含有大量维生素 C 和花青素，可以抗氧化，减少黑色素。

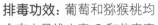

排毒搭配

葡萄 + 橙子：二者搭配食用含有丰富的花青素和维生素 C，可以增强皮肤的抗氧化能力，有助于减少黑色素沉积，淡化色斑，减少痘痘，起到美白皮肤的作用。

葡萄 + 蓝莓：葡萄搭配蓝莓榨汁酸甜可口，富含水分和多种维生素及矿物质，能够为皮肤补充水分和微量元素，调节皮肤水油平衡，缓解由于油脂分泌而产生的痘痘。

葡萄 + 香蕉：葡萄中含有大量维生素 C 和水分，可以为皮肤补水，使皮肤水润、有光泽；香蕉富含膳食纤维，可以促进皮肤微循环，加速新陈代谢，去除老化角质，使皮肤细嫩。

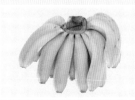

西红柿

　　西红柿中的类黄酮和维生素 C 成分，能强健血管，提高皮肤抵抗力。研究发现，每人每天食用 50~100 克新鲜西红柿，就能满足身体对维生素 C 以及钾、锌、锰等矿物质的需要。食用西红柿有助于滋润肌肤，延缓衰老。

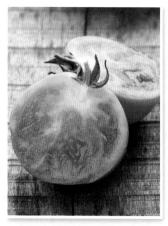

排毒食材解析

西红柿中含有丰富的维生素 C，具有抗氧化的作用，可以减少皮肤黑色素的沉积，具有淡化色斑、美白护肤的效果。西红柿特有的番茄红素也是很强的抗氧化剂，能够清除体内的自由基，减少毒素堆积，提高肌肤的免疫力，抵抗衰老；还可以降低紫外线对皮肤的伤害，富含水分，可以为皮肤补水，调节水油平衡。西红柿吃法很多，可生吃也可入菜、榨汁饮用。

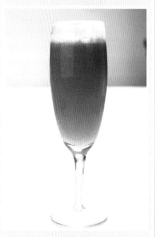

Tips：胃酸分泌过多及有胃肠溃疡者不宜多食西红柿。

这样吃好排毒

◆ 生吃最补：生食西红柿是最补充维生素 C 的方法，可凉拌，也可以制成沙拉。

◆ 熟食西红柿补充番茄红素：西红柿中的番茄红素在加热后，活性大大提高。因此，想要获得抗衰老的效果，最好将西红柿加热后食用，如炒食、炖煮等。

◆ 不宜空腹生食西红柿：空腹时，西红柿中的酸性物质进入胃中，会对胃黏膜产生刺激，导致胃酸分泌量增多，令胃肠产生不适。

西红柿炒西葫芦

原料： 西红柿 1 个，西葫芦半根，葱花、盐、香油各适量。

做法： ① 西红柿洗净，切丁；西葫芦洗净，切片。② 油锅烧热，放入葱花炒香，再放入西葫芦片翻炒，加适量盐调味。③ 放入西红柿丁，继续翻炒，出锅前加入香油调味即可。

排毒功效： 富含维生素 C 和膳食纤维，可以促进皮肤新陈代谢，利于去除老化角质，淡化色斑，美容养颜。

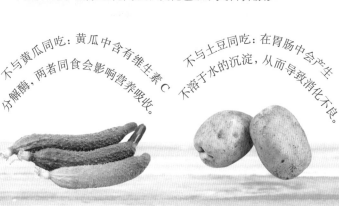

不与黄瓜同吃：黄瓜中含有维生素 C 分解酶，两者同食会影响营养吸收。

不与土豆同吃：在胃肠中会产生不溶于水的沉淀，从而导致消化不良。

西红柿蒸蛋

原料：西红柿、鸡蛋各1个，盐适量。

做法：① 西红柿洗净，去皮，切成小丁，放入油锅中，大火快炒片刻。② 鸡蛋加盐打散，加适量水，小火蒸煮。③ 蒸至七成熟时，放入西红柿丁，继续蒸熟即可。

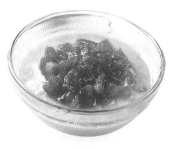

排毒功效：西红柿中的维生素C具有抗氧化作用，能祛斑、抗衰老、助消化，有润肠通便、排出毒素的功效。

西红柿炖牛腩

原料：牛腩250克，西红柿2个，盐适量。

做法：① 牛腩切成小块，用开水焯一下，捞出备用。② 西红柿洗净切块后，放入锅中，加水煮开。③ 放入牛腩，转小火继续煲80分钟，加盐调味即可。

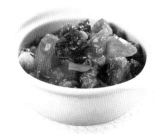

排毒功效：西红柿中的番茄红素有利于排出体内多余的自由基，美容养颜；牛腩可以补充蛋白质，有美白作用。

西红柿炖豆腐

原料：豆腐200克，西红柿1个，香油、盐、葱花各适量。

做法：① 豆腐切条，西红柿洗净，去蒂切片。② 油锅烧热，放入西红柿片炒出汁，再加入豆腐条翻炒，加香油、盐调味，最后撒上葱花即可。

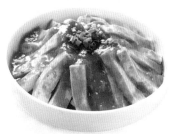

排毒功效：富含维生素C和蛋白质，可提高皮肤抗氧化能力，减少黑色素，淡化色斑，使皮肤洁白、细腻。

排毒搭配

西红柿 + 茄子：西红柿和茄子一起食用含有大量维生素，具有抗氧化能力，能够提高皮肤的免疫力，滋润皮肤，起到美容养颜的效果。

西红柿 + 土豆：西红柿富含维生素C和水分，具有抗氧化作用，减少黑色素，淡化色斑；土豆含有膳食纤维，可以促进皮肤微循环，清除老化角质，使皮肤细腻、有弹性。

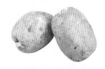

西红柿 + 鱼肉：酸甜可口的西红柿搭配脂肪含量低的鱼肉，可以为人体补充维生素C和优质蛋白质，有利于修复受损皮肤，补充水分，减少黑色素附着，淡化色斑。

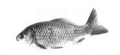

柠檬

　　柠檬的香味浓郁，但柠檬并不适合单独食用，因此常被用来当作调味品，可以切片与其他果茶或花草茶一起泡饮，或者与其他水果一起搭配榨汁饮用。柠檬富含维生素C，具有美白养颜的功效，还可以开胃助消化，减少脂肪堆积，适合瘦身食用。

排毒食材解析

柠檬中含有丰富的维生素C、有机酸等物质，具有强效抗氧化作用，有利于皮肤的新陈代谢，能够有效抑制黑色素的沉着，帮助美白肌肤；有助于清除体内自由基，缓解衰老，能帮助氨基酸合成胶原，保护皮肤，防止皱纹早生。特有的柠檬酸能够加速代谢，帮助排出体内毒素。柠檬中的果酸可软化角质层，令肌肤美白而富有光泽。而且柠檬中的充足的水分可以使皮肤水润清透，抑制痘痘生长。

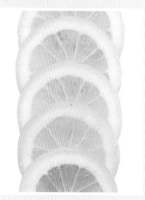

Tips：胃溃疡、胃酸分泌过多者不宜多食柠檬。

这样吃好排毒

◆ 榨汁：用柠檬榨汁保留了柠檬的大部分营养，尤其是香气，有口气者可经常喝。痰多、咽喉不适时，将柠檬榨汁，加适量温水和盐搅拌均匀后饮用，有助于缓解症状。

◆ 用柠檬汁敷脸：用柠檬汁敷脸 10~15 分钟，坚持 1~3 周后，祛斑美白的效果较明显。

◆ 不宜空腹吃柠檬：柠檬中的果酸和有机酸会刺激胃酸分泌，空腹食用会导致胃酸过多，从而损伤胃黏膜。因此不宜空腹喝柠檬水，吃柠檬。

◆ 不宜多食柠檬：酸酸的柠檬多食伤胃，易影响消化功能。另外，春天不宜多食柠檬，夏秋食用效果较好。

不与胡萝卜同吃：两者同食会破坏柠檬中的维生素C。

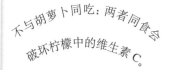

不与山楂同吃：会影响蛋白质吸收且影响消化。

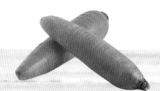

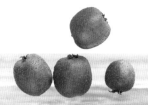

凉调柠檬藕

原料： 莲藕 300 克，柠檬半个，橙汁、蜂蜜各适量。

做法： ① 莲藕洗净，去皮，切薄片；用手捏柠檬取汁，柠檬皮洗净切成丝。② 莲藕片焯熟，凉凉。③ 将橙汁与柠檬汁、蜂蜜调匀，淋在莲藕片和柠檬皮细丝上即可。

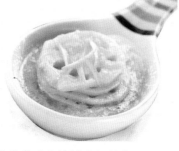

排毒功效： 柠檬富含维生素 C，具有抗氧化作用，可减少黑色素；莲藕可促进肠道蠕动，排出体内毒素，利于排毒养颜。

柠檬饭

原料： 大米 200 克，柠檬 1 个，盐适量。

做法： ① 柠檬洗净，切成两半，一半切末；一半切成薄片。② 大米淘洗干净，放入适量水和盐焖煮。③ 饭熟后装盘，撒上柠檬末，周围环绕柠檬片装饰即可。

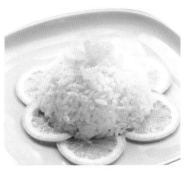

排毒功效： 柠檬富含维生素 C 和水分，可以补水美白；大米富含膳食纤维，有利于排出体内湿毒，缓解痘痘症状。

荔枝柠檬汁

原料： 荔枝 5 粒，柠檬 1/4 个

做法： ① 荔枝去皮，去核；柠檬切成小块。② 将处理好的荔枝、柠檬倒进榨汁机中，加适量凉开水榨汁即可。

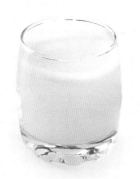

排毒功效： 荔枝有理气补血、养心安神的功效，同时又富含维生素 C 和蛋白质，能增强免疫力；柠檬可以提高皮肤抗氧化能力，减少黑色素沉积，美白护肤。

排毒搭配

柠檬 + 薏米： 柠檬中维生素 C 含量丰富，和薏米中的膳食纤维搭配，能够加速皮肤新陈代谢，清除老化角质，淡化色斑，使皮肤有光泽，还可以帮助排出体内湿毒，利于祛痘。

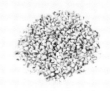

柠檬 + 西瓜： 柠檬和西瓜搭配榨汁含有充足的维生素 C 和水分，能提高皮肤的抗氧化能力，使皮肤水润、有光泽，调节肌肤水油平衡，缓解因油脂分泌过多而产生的痘痘。

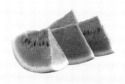

柠檬 + 猪蹄： 柠檬含有大量维生素 C 和多种有机酸，可以抗氧化，减少黑色素；搭配猪蹄食用可以分解油脂因子，补充胶原蛋白，使皮肤美白细腻，富有弹性。

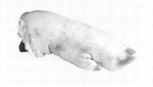

你关心的祛斑祛痘问题

现在的年轻人工作压力大，作息不规律，也没有保持良好的饮食习惯，很容易长痘痘、色斑。皮肤出现这些问题时先别急，要注意调整饮食，多吃清淡的食物，避免摄入高油高脂、辛辣刺激的食物；还要养成良好的生活习惯，不熬夜，多运动，改善痘痘、色斑也可以很简单。

祛痘小妙招

对于油性肌肤上刚刚长出的痘痘，可以将新鲜的土豆切成稍厚一点的片；临睡前洁面后，将土豆片贴在痘痘上，土豆片有点发热后就换另一片；坚持20分钟左右，洗净脸即可。有很好的清爽、控油效果。

Q 遗传性雀斑可以祛除吗？应怎样做？

A 遗传性雀斑通过合理的方式是可以治疗的，要保持健康的生活习惯，多吃富含维生素 C 的蔬菜水果，但芹菜等感光食物不要多吃，远离油炸食品，不要吃辛辣、刺激的食物。日常生活中注意防晒，多喝水，养成良好的生活习惯。

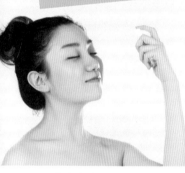

↑ 皮肤多补水防痘印

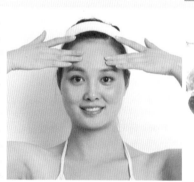

↑ 做按摩可缓解痘痘

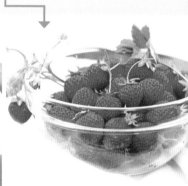

补充维生素 C 可淡化色斑

Q 怎样去除痘印？

A 去除痘印要注意由内而外进行调节，注意日常饮食，多吃富含维生素的蔬菜、水果，可以提高皮肤抗氧化能力，减少黑色素沉积，可以淡化痘印。养成良好的作息习惯，不要熬夜。长痘痘时不要用手挤，否则易留下痘印。

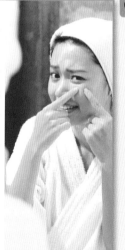

Q 刘海下面容易长痘痘，怎么办？

A 额头上长痘痘要把刘海夹起来，露出额头，使额头的皮肤"自由呼吸"。注意面部清洁，将额头彻底洗净后可以敷个面膜，为皮肤补充水分。日常饮食要清淡，忌油腻、刺激，可以做面部按摩，改善皮肤血液循环，利于减轻痘痘症状。

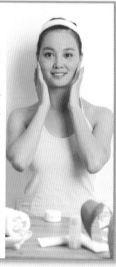

4个日常护理帮你祛痘

做好清洁工作

每天卸妆，彻底清洁面部皮肤，选择温和的弱酸性洗面奶，洗脸后要将泡沫冲洗干净。

及时补水

每天早晚洁面后进行补水，保持肌肤表层的水油平衡，才能有效抑制痘痘的生长。

选择合适的祛痘产品

选择温和，天然的祛痘产品，避免使用药膏、药霜等含有激素的祛痘产品。

定期去角质

平时需做好基础护理工作，每隔几天要去除一次角质，可以用精油护理肌肤，能有效控制油性皮肤表层的水油平衡。

Q 网上说白醋可以祛痘，是真的吗？

A 白醋洗脸可以起到一定的美容效果，可是白醋祛痘的说法却是不成立的，并没有得到相应考证。白醋本身是具有刺激性的产品，尽管皮肤是弱酸性的，但若白醋浓度未控制好，酸性太强会伤害皮肤，尤其是过敏性皮肤，所以一定要慎用！

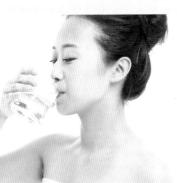

多喝水有助于祛除痘痘

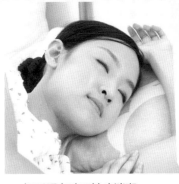

好睡眠有助于祛痘淡斑

祛斑小偏方

鸡蛋清具有淡化色斑的作用，晚上清洁皮肤后将鸡蛋清敷在脸上，15分钟后洗净，长期坚持可以淡化色斑，美白肌肤。

Q 青春期长了许多痘痘怎么办？青春痘会自己消失吗？

A 青春期，由于体内的雄性激素水平增高，致使皮肤油脂增多，堵塞毛囊易形成痘痘。日常生活中注意调节内分泌，养成良好的生活习惯，青春痘会慢慢消失。注意调整饮食习惯，少吃油腻、辛辣的食物，多吃蔬菜、水果补充水分和维生素，保证充足的睡眠。

Q 月经不调会导致色斑吗？

A 中医认为色斑的产生是肝郁气滞，气滞血瘀致使气血运行不畅，而这些也是导致月经受阻的主要原因。正常情况下，月经期间，人体内新陈代谢产生的废物会被血液带走并排到体外，所以不会出现色素沉着。一旦血运不畅，代谢废物逐渐沉积下来，就会产生色斑。下面三款菜品可以调节月经，淡化色斑。

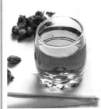

红枣玫瑰花茶

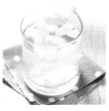

柠檬蜂蜜水

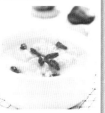

枸杞山药粥

食疗排毒抗衰老防脱发

　　面容衰老，头发伴有发质脆弱、枯黄或油腻的现象，继而会出现白发或者落发，这是肝肾不足、营养不良、精神压力大等原因引起的外在表现。有脱发、白发困扰及想要延缓衰老的人群，需要多补充铜、钙、镁、锌、硒等矿物质，并多吃富含胡萝卜素、维生素 E 和 B 族维生素的五谷果蔬。

核桃：滋润肌肤，乌发

　　核桃中含有丰富的维生素 E 和不饱和脂肪酸，而头发的生长需要充足的油脂和维生素，核桃中这两种物质的补充有助于平衡内分泌，进而令头发浓密，有光泽。

润肤，乌发，润发。

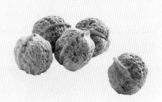

黑芝麻：滋养头发和皮肤

　　黑芝麻有补肝肾、滋五脏、益精血、润肠燥的功效，能滋养头发和皮肤，促进头发中黑色素的合成，有乌发美肤的作用。

滋补五脏，
促进头发中黑色素的合成。

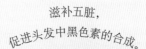

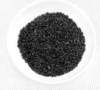

黑米：延缓衰老

　　黑米有利于新陈代谢，促进毒素排出。而且，黑米中的花青素具有很强的抗氧化活性和清除自由基能力，有助于延缓衰老。

促进新陈代谢，
有利于毒素的排出。

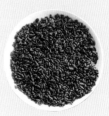

韭菜：辛辣刺激

辛辣刺激食物易影响内分泌平衡，影响头皮油脂分泌。

辛辣刺激，
导致内分泌失衡。

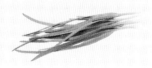

油炸食物：过量油脂摄入

油炸食物中过量的油脂进入体内后，会刺激雄性激素分泌，进而促使头皮分泌更多的油脂，加重脂溢性脱发症状。常见油炸食物有油条、炸鸡、薯片等。

油脂过多，促使头皮分泌油脂，加重脂溢性脱发。

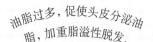

高糖食物：阻碍毛囊的营养供给

高糖食物在体内代谢过程中，会生成酸性物质，而且糖类分解时产生的高热量，也会使汗腺、皮脂腺分泌旺盛，多余热量形成脂肪，还会阻碍头发毛囊的营养供给，从而导致脱发、白发。常见高糖食物有蛋糕、巧克力、甜面包、月饼、汤圆等。

高油、高糖，会加重脂溢性脱发症状。

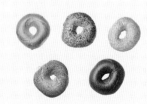

掉头发是正常现象

头发每天掉50~100根是正常的。头发原本就有一个生长与衰老的周期，这是新陈代谢现象。要保证充足的睡眠，可以促进皮肤及毛发正常的新陈代谢。

黑米

　　古医书记载，黑米"可入药入膳，对头昏目眩、贫血白发、腰膝酸软疗效尤佳"，长期食用可延年益寿。黑米中维生素 B_1 含量较高，经常食用有利于新陈代谢，促进毒素排出。而且，黑米中的花青素具有很强的抗氧化活性和清除自由基能力，有助于延缓衰老。

排毒食材解析

黑米中含有丰富的蛋白质、碳水化合物、B 族维生素、钙、铁、锌等成分，可以为人体提供多种营养，加速新陈代谢，提高免疫力。黑米中的维生素和花青素类色素具有较强的抗氧化能力，能够清除体内自由基，利于排出毒素，延缓衰老。

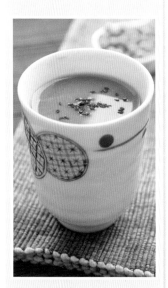

Tips：消化能力弱的人不宜多食黑米。

这样吃好排毒

◆ **用泡米水煮粥**：黑米外部有坚韧的种皮，煮粥更利于营养物质的析出，还能最大限度地保留黑米中的排毒成分。

◆ **打碎做成米糊**：用豆浆机打碎制成米糊，更容易被身体消化吸收。

◆ **与大米、小米搭配**：黑米本身不易消化，与大米、小米等糊化程度比较高的食物搭配，黑米也更容易被消化吸收。

◆ **浸泡后再烹制**：食用黑米前应至少浸泡 2 小时，脾胃不好的人可以泡 12 小时，否则不但无法排毒，还影响消化。

黑米糊

原料：黑米 50 克，红豆 30 克，栗子 25 克，白糖适量。

做法：① 红豆浸泡 10 小时；栗子去壳，洗净。② 黑米淘洗干净，浸泡 2 小时。③ 将红豆、栗子、黑米一同放入豆浆机，加水至上下水位线之间。④ 煮熟后倒出，加适量白糖调味即可。

排毒功效：黑米富含膳食纤维，能促进肠胃蠕动，排出毒素。而且，黑米补血效果十分显著，是滋补强身、抗衰美容的佳品。

红豆黑米粥

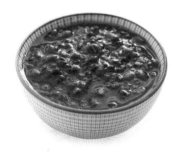

原料：红豆、黑米各 50 克，大米 20 克。

做法：① 红豆、黑米、大米分别洗净，用清水浸泡 2 小时。② 将浸泡好的红豆、黑米、大米放入锅中，加入足量水，用大火煮开。③ 转小火煮至红豆开花，黑米、大米熟透即可。

排毒功效：黑米中的花青素可帮助清除自由基，是滋补、抗衰老的佳品，能有效减少白发。

莲子黑米粥

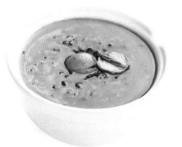

原料：黑米 50 克，糯米 30 克，莲子 15 克，冰糖适量。

做法：① 黑米、糯米、莲子分别洗净；黑米浸泡 2 小时。② 将黑米、糯米、莲子放入锅中，加水煮开，加入适量冰糖；转小火熬熟即可。

排毒功效：黑米、糯米搭配可以补中益气、抗氧化、抗衰老；莲子有养心安神等作用，三者搭配可补中益气，安神益智。

黑米红枣粥

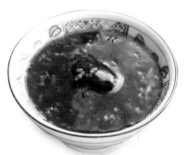

原料：黑米 30 克，大米 50 克，红枣 5 颗。

做法：① 黑米、大米、红枣分别洗净；黑米用水浸泡 2 小时。② 黑米连同泡黑米的水，加大米、红枣一起放入电饭锅中，煮成粥。③ 煮熟后，继续焖 15 分钟，取出食用即可。

排毒功效：黑米有滋阴补肾的作用，可以减少脱发；红枣可补血、补气，两者搭配，可以益气活血，延缓衰老。

排毒搭配

黑米 + 牛奶：黑米中的维生素和牛奶中的蛋白质有机结合，能够滋养头皮，补充头发生长所需的营养物质，有利于改善脱发情况，促进头发生长。

黑米 + 山药：煮粥时可以放一些黑米和山药，它们含有丰富的维生素和膳食纤维，可以加速头皮细胞的新陈代谢，利于毒素的排出，保持头皮健康，促进毛发生长。

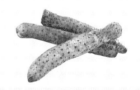

黑米 + 坚果：黑米和坚果同食既含有花青素、维生素等抗氧化成分，可以清除体内自由基，延缓衰老；又含有人体所需的蛋白质，能够强健体魄，提高免疫力。

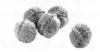

黑豆

黑豆有解毒利尿、祛风除热、补肾益阴的功效，能缓解因肾虚而造成的腰酸、腰痛、脱发、白发等症状，有乌发、明目的功效。黑豆中的黑豆红素是一种生物活性物质，有明显的抗氧化作用，能清除体内自由基，滋阴养颜。

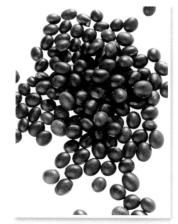

排毒食材解析

黑豆是一种有效的补肾品，可以有效缓解因工作压力大而导致的体虚乏力状况，有助于恢复活力，延缓衰老。黑豆中的蛋白质、维生素及黑豆红素可以抗氧化，滋阴养颜，具有乌发作用。黑豆中的膳食纤维也很丰富，可以加速机体代谢，排出毒素。还含有不饱和脂肪酸，可以促进胆固醇的代谢，降低血脂，预防心血管疾病。另外，黑豆中含有胰蛋白酶抑制剂，经过炒制之后会被破坏，不建议炒食，建议煮汤或做杂粮饭。

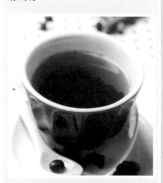

Tips：胃肠不好的人不宜多吃黑豆。

这样吃好排毒

✦ 用泡豆水煲汤：黑豆中的黑色素存在于豆皮中，泡黑豆的水不要倒掉，用来煲汤再好不过。

✦ 醋泡黑豆：黑豆、醋的比例为1:3，黑豆煮至豆皮爆开，再用小火煮10分钟。将黑豆和醋一同放入瓶中，凉凉后密封，放在阴凉处，待黑豆完全吸收醋而变得膨胀后即可。

✦ 与谷物搭配煮粥：与大米、小米、薏米等搭配，不仅味道好，还可弥补谷类食物蛋白质不足的缺点。

黑豆小米鸡蛋粥

原料：黑豆30克，鸡蛋1个，小米50克，白糖适量。

做法：① 黑豆浸泡4小时；小米洗净；鸡蛋磕入碗中，打散。② 黑豆与小米放入锅中，加水煮开后转小火熬煮。③ 豆熟米烂后淋入鸡蛋液，搅出蛋花，加适量白糖调味即可。

排毒功效：黑豆有补肾益阴、防老抗衰的作用，与小米、鸡蛋同食，营养更均衡。

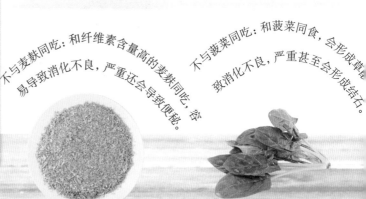

不与麦麸同吃：和纤维素含量高的麦麸同吃，容易导致消化不良，严重还会导致便秘。

不与菠菜同吃：和菠菜同食，会形成草酸，致消化不良，严重甚至会形成结石。

冬瓜皮黑豆粥

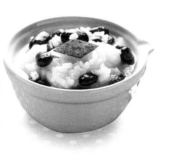

原料：黑豆 50 克，大米 100 克，冬瓜皮适量。

做法：① 大米洗净，浸泡 30 分钟；黑豆洗净，浸泡 6 小时；冬瓜皮洗净，切块。② 锅中放入大米、黑豆和适量清水，大火烧沸后改小火熬煮，熬煮 1 小时后，放入冬瓜皮略煮即可。

排毒功效：这款粥含有丰富的维生素，有抗氧化功效，可以清除体内自由基，滋阴养颜，延缓衰老。

黑豆核桃粥

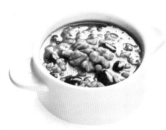

原料：大米 50 克，黑豆 30 克，核桃仁 20 克，白糖适量。

做法：① 黑豆洗净，提前浸泡 6 小时；大米洗净，浸泡 30 分钟。② 锅中加适量水，放入大米和黑豆大火煮开。③ 放入核桃仁小火煮至粥黏稠，加白糖调味即可。

排毒功效：该菜品富含维生素和蛋白质，可以补充人体所需的营养物质，增强机体活力，延缓衰老。

何首乌黑豆牛肉汤

原料：何首乌 15 克，黑豆 30 克，牛肉 300 克，盐适量。

做法：① 何首乌洗净；黑豆提前浸泡 2 小时。② 牛肉切块，用开水汆去血水，捞出洗净。③ 何首乌、黑豆和牛肉放入砂锅中，加入适量清水，大火煮沸转小火煲 2 小时，加盐调味即可。

排毒功效：黑豆与何首乌搭配具有非常好的乌发效果，可以减少白发、脱发；牛肉能够补充蛋白蛋，增强体质。

排毒搭配

黑豆 + 枸杞：黑豆搭配枸杞煮成粥或汤，可以滋补肾脏，缓解由于肾虚引起的疲惫、腰酸、白发等症状，帮助身体恢复活力；还可以滋养皮肤，补血养神，利于延缓衰老。

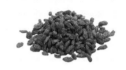

黑豆 + 红糖：黑豆中的维生素和黑豆红素具有抗氧化的作用，可以滋阴养颜，使头发乌黑有光泽，红糖性温，搭配黑豆一起食用可以起到很好的滋补作用。

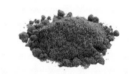

黑豆 + 鲫鱼：黑豆中含有丰富的维生素，鲫鱼富含优质蛋白质，二者搭配食用可以补充人体所需的营养物质，提高机体免疫力，帮助头皮恢复健康状态。

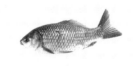

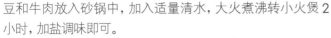

桑葚

中医认为，桑葚性寒味甘，具有补肝益肾、生津润肠、乌发明目等功效。桑葚可以改善皮肤血液循环，滋养肌肤，使皮肤白嫩细腻，起到延缓衰老的作用，还可以乌发润发。常食桑葚还可以明目，缓解眼睛疲劳干涩的症状。

排毒食材解析

桑葚能使头发变得乌黑而亮泽。桑葚所含的大量水分、糖类、多种维生素、胡萝卜素以及多种微量元素能有效扩充人体血液容量，促进造血功能，增强机体免疫力。桑葚还含有鞣酸、脂肪酸、苹果酸等营养物质，能提高对脂肪、蛋白质、淀粉的消化吸收，增强肠蠕动，有利于体内毒素的排出。桑葚可以直接生吃，也可加水榨汁食用。

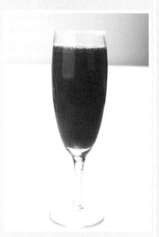

Tips：脾胃虚寒者、腹泻者不宜多食桑葚。

这样吃好排毒

◆ 直接食用：桑葚洗净后可以直接食用或泡水喝，可以最大限度地保留其中的营养物质，直接被人体消化吸收。

◆ 和酸奶搭配食用：桑葚可以与酸奶搭配，制作成果粒酸奶，不仅酸甜可口，还能补充蛋白质和乳酸菌，有利于促进肠胃蠕动，加速代谢，可以更好地排出毒素。

◆ 和大米、糯米等搭配煮粥：桑葚与大米、糯米等一起煮成粥，口感黏稠、易消化，可以保护肠胃，使蛋白质、维生素等营养物质得到充分吸收。

◆ 一定要洗干净：和草莓一样，桑葚表面不易洗净，可以用自来水多冲洗一会儿，用淡盐水或淘米水浸泡更好。在清洗桑葚的时候，注意不要把桑葚蒂摘掉，去蒂的桑葚若放在水中浸泡，残留的农药会随水进入果实内部，对人体健康不利。

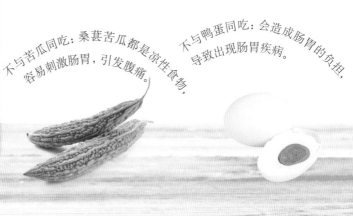

不与苦瓜同吃：桑葚苦瓜都是凉性食物，容易刺激肠胃，引发腹痛。

不与鸭蛋同吃：会造成肠胃的负担，导致出现肠胃疾病。

桑葚粥

原料：桑葚 50 克，糯米 100 克，冰糖适量。

做法：① 桑葚洗净；糯米洗净，浸泡 2 小时。② 锅中放入糯米和适量水，大火烧沸后改小火熬煮。③ 待粥煮至熟烂时放入桑葚，稍煮。④ 放入冰糖，搅拌均匀即可。

排毒功效：桑葚能滋补肾脏、益血明目，能增强机体免疫力，延缓衰老；与糯米煮粥可以保护肠胃黏膜，促进消化吸收。

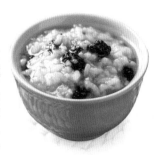

桑葚煮黑豆

原料：黑豆 50 克，桑葚 20 克，冰糖适量。

做法：① 黑豆洗净，浸泡 2 小时；桑葚洗净备用。② 锅中加适量水，放入黑豆煮开，转小火煮 2 小时。③ 加入桑葚煮 10 分钟，加冰糖调味即可。

排毒功效：桑葚搭配黑豆煮汤可以滋补肾脏，滋养皮肤，起到乌发润发的作用。

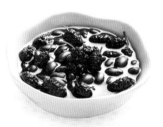

桑葚花生粥

原料：大米 60 克，桑葚 10 克，花生仁 20 克，冰糖适量。

做法：① 大米、桑葚、花生仁分别洗净备用。② 锅中加适量水，放入大米煮开，放入花生仁，继续熬煮 1 小时。③ 粥煮熟后，放入桑葚，煮 10 分钟，放入冰糖调味即可。

排毒功效：桑葚具有乌发的作用，可改善白发情况，花生仁富含蛋白质，搭配大米煮粥可以使营养物质被人体充分吸收。

排毒搭配

桑葚 + 菊花：桑葚可以补肾益气，滋养皮肤；菊花具有清热解毒的功效。二者搭配可以帮助排出体内毒素，增强机体免疫力，还能够乌发润发，延缓衰老。

桑葚 + 桂圆：桑葚含有充足的维生素、水分和多糖物质，可以滋养皮肤，滋补肾脏；搭配桂圆食用可以养气安神，具有促进血液循环、乌发润发、抵抗衰老的功效。

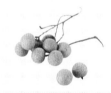

桑葚 + 何首乌：桑葚和何首乌都具有乌发润发的作用，二者搭配食用可以滋养头皮细胞，为头皮补充营养，促进头发黑色素的合成，改善白发情况，使头发乌黑亮泽。

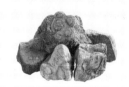

黑芝麻

中医认为，黑芝麻有补肝肾、滋五脏、益精血、润肠燥的功效，故可使肌肤头发光润滋润。现代研究发现，黑芝麻中含有丰富的酪氨酸酶，能滋养头发和皮肤，促进头发中黑色素的合成，有乌发美肤的作用。

排毒食材解析

黑芝麻中含有丰富的酪氨酸酶，可以滋养头皮，促进头发中黑色素的合成，有乌发作用。黑芝麻中的维生素 E 具有抗氧化的作用，可以清除体内的自由基，祛除老化角质，起到延缓衰老的作用。黑芝麻中的蛋白质和不饱和脂肪酸易于被人体吸收，有延年益寿的作用。

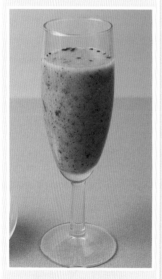

Tips：脾胃虚寒、便溏腹泻者不宜食用黑芝麻。

这样吃好排毒

◆ **每天食用以 50 克为宜**：黑芝麻所含的油脂高，过量食用反而易造成肥胖、脱发，此外，芝麻油脂有润肠通便的作用，过食容易引起腹泻，因此每天以食用 50 克为宜。

◆ **随时随地吃**：将黑芝麻炒熟，放在桌上，随时都可以捏几十粒食用，仔细咀嚼，吸收效果最佳。

◆ **久置的黑芝麻不要食用**：黑芝麻中丰富的油脂在储存环境中很容易变质，产生一种黄曲霉素的致癌物质，所以久置的黑芝麻切勿食用，以免影响健康。

黑芝麻带鱼

原料：带鱼 500 克，面粉、熟黑芝麻、鸡蛋、姜末、盐、白糖、料酒各适量。

做法：① 带鱼处理干净，切段，用料酒腌制片刻。② 鸡蛋磕入碗中，加面粉搅成面糊；带鱼裹面糊炸至金黄，捞出沥油。③ 锅底留油烧热，放入姜末炒香，放入带鱼、盐、白糖和水焖熟，最后撒上黑芝麻即可。

排毒功效：黑芝麻和带鱼都富含卵磷脂，能防止毒素的生成，还能滋养头发，提高脑力。

黑芝麻饭团

原料： 米饭 300 克，黑芝麻、白醋、盐、白糖各适量。

做法： ① 将白醋、盐、白糖加入煮好的米饭中拌匀，凉凉。② 将锅烧热，放入黑芝麻炒香。③ 将米饭捏成饭团，裹上炒好的黑芝麻即可。

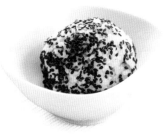

排毒功效： 作主食食用，可以补充足量的酪氨酸酶，能乌发润肤。

黑芝麻瘦肉汤

原料： 猪瘦肉、胡萝卜各 50 克，熟黑芝麻 30 克，盐适量。

做法： ① 猪瘦肉洗净，切块；胡萝卜洗净，去皮切块。② 把猪瘦肉放入锅中，加水煮沸，转小火炖 1 小时。③ 加入胡萝卜块炖熟，最后撒上熟黑芝麻，加适量盐调味即可。

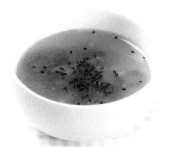

排毒功效： 黑芝麻有补肾强身、乌发润肤的功效，适合肾虚弱者食用；猪瘦肉可以补充人体所需的蛋白质，营养均衡。

黑芝麻栗子糊

原料： 黑芝麻 40 克，熟栗子 120 克。

做法： ① 熟栗子去壳，去皮，切块。② 黑芝麻放入锅中，小火炒香。③ 将所有材料倒入豆浆机中，加水，打成糊状即可。

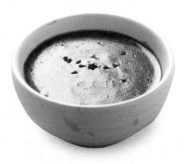

排毒功效： 黑芝麻搭配栗子食用可以补充维生素，提高抗氧化能力，清除体内自由基，加速新陈代谢，排出毒素，延缓衰老。

排毒搭配

黑芝麻 + 山药： 黑芝麻搭配山药食用含有丰富的维生素，具有抗氧化的作用，可以清除体内自由基，减少头皮油脂，缓解脱发；还可以加速代谢，促进体内毒素排出。

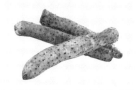

黑芝麻 + 花生： 黑芝麻中含有丰富的酪氨酸酶，能滋养头皮，乌发润发；花生富含蛋白质，二者同食有利于为头皮补充营养，从而促进头发生长，缓解掉发现象。

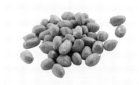

黑芝麻 + 燕麦： 黑芝麻搭配燕麦煮粥，能补充丰富的维生素和膳食纤维，可以加速人体新陈代谢，帮助体内毒素的排出，使头皮保持健康，改善脱发、白发现象。

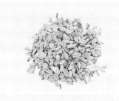

核桃

《开宝本草》记载，核桃"食之令人肥健、润肌、黑须发"。现代研究表明，核桃中含有丰富的磷脂，充足的磷脂补充能增强细胞活力，对造血、促进皮肤代谢和伤口愈合、促进毛发生长等都有重要作用。因此，生活中经常食用核桃，有助于乌发、润发、延缓衰老。

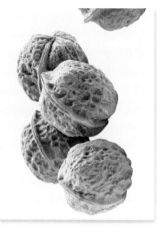

排毒食材解析

核桃中的磷脂可以增强细胞活力，利于修复受损皮肤，促进毛发生长。核桃含有丰富的维生素 E 和 B 族维生素，可以滋润皮肤，为头皮补充营养，使头发乌黑有光泽。核桃还含有丰富的蛋白质和碳水化合物，并且具有人体必需的钙、磷、铁等多种微量元素和矿物质，能滋养脑细胞，增强脑功能。核桃的主成分为亚油酸甘油酯，常食可减少肠道对胆固醇的吸收。核桃可以生吃，也可煮粥食用。

这样吃好排毒

◆ **每天吃 4~5 个**：核桃油脂过多，吃多了容易上火。每天 4~5 个核桃是比较合适的，既能保证营养，又不会导致上火。

◆ **吃核桃仁不去褐色薄皮**：核桃仁上的褐色薄皮晒干之后，可以作为中药制剂，有舒经活络、软化血管、防治癌症的作用。因此，吃核桃的时候最好不要去掉核桃仁表面的薄皮。

◆ **可与多种米搭配煮粥**：核桃中的营养能与大米、小米等完美搭配，尤其是其中所含的油脂，与米中的维生素结合后，更利于消化吸收。

◆ **变质的核桃不能吃**：核桃久放之后容易变质，产生黄曲霉素，因此不宜吃变质的核桃。

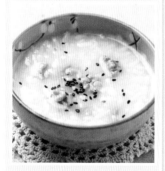

Tips：痰热咳嗽、阴虚火旺或腹泻不止者不宜吃核桃。

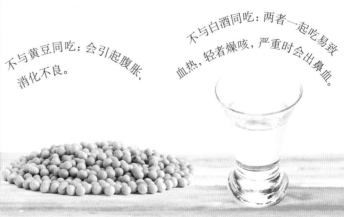

不与黄豆同吃：会引起腹胀、消化不良。

不与白酒同吃：两者一起吃易致血热，轻者燥咳，严重时会出鼻血。

香椿苗核桃仁

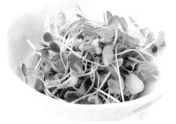

原料: 香椿苗 250 克,核桃仁 50 克,香油、盐各适量。

做法: ① 香椿苗择洗干净;核桃仁掰成小块。② 将香椿苗、核桃仁、盐一起拌匀,淋上香油即可。

排毒功效: 香椿苗核桃仁可健脾开胃,富含维生素 E,有抵抗衰老、促进毛发生长的作用。

核桃仁紫米粥

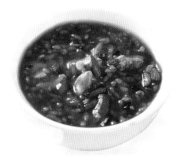

原料: 紫米、核桃仁各 50 克,枸杞子 10 克。

做法: ① 紫米淘洗干净,提前浸泡 30 分钟。② 核桃仁掰碎;枸杞子拣去杂质,洗净。③ 将紫米放入锅中,加适量水,大火煮沸后,转小火继续煮 30 分钟。④ 放入核桃仁碎与枸杞子,继续煮 15 分钟即可。

排毒功效: 紫米和核桃都可以乌发,且利于消化和吸收。

菠菜核桃仁

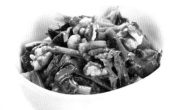

原料: 核桃仁 50 克,菠菜 300 克,盐、芝麻酱、生抽、香醋、枸杞子、白糖各适量。

做法: ① 核桃仁去皮,与枸杞子浸泡备用。② 菠菜洗净,入沸水中焯 1~2 分钟,捞出,凉凉切段。③ 将芝麻酱、生抽、香醋、白糖、盐倒入菠菜中,撒上核桃仁和枸杞子拌匀即可。

排毒功效: 核桃可乌发、润发,菠菜能润肠通便,枸杞子可补肾温肺;三者搭配,营养丰富全面,利于人体吸收。

排毒搭配

核桃 + 豆腐: 核桃含有磷脂和丰富的维生素 E 和 B 族维生素,可以增强细胞活力,滋润皮肤;搭配豆腐食用能够为头皮补充蛋白质,乌发润发,有助于促进头发生长。

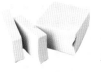

核桃 + 杏仁: 核桃中的磷脂和杏仁中油脂可以滋润皮肤,促进皮肤微循环,有利于修复受损皮肤,改善肤质,延缓衰老;还可以为人体提供热量,提高免疫力。

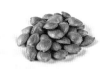

核桃 + 黑芝麻: 核桃所含的磷脂和黑芝麻所含的酪氨酸酶可以有效滋养头皮,促进黑色素的合成;二者搭配食用能够为头皮补充营养,起到很好的润发、乌发作用。

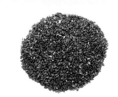

防脱发攻略

发际线越来越高、脱发严重已经成为越来越多人的困扰，环境污染、饮食不健康、压力过大、经常熬夜等都会引起脱发。脱发不要慌，在日常生活中注意养成良好的饮食习惯，按规律作息，加强运动，对改善脱发极为有利。

你真的脱发吗？

一般来说，人的头发大概有10万根，每天掉50~100根是正常的脱发现象。干扰手指划过头发，看指缝间是否有大量头发脱落。多捋几次，如果每次都有5根以上的头发脱落，就需警惕了。

Q 脱发是什么原因引起的？有什么有效的防治措施？

A 脱发的原因有很多，有脂溢性脱发，血虚血热型脱发，肾虚脱发及遗传性因素脱发，宜对症治疗为佳。另外，还要注意营养调理，头发的主要成分是胶原蛋白，因此要补充优质蛋白质、B族维生素及维生素C和钙，并保持愉快心情，少吃辛辣刺激性食物和油脂过高的食物，保证充足的睡眠，对治疗脱发大有裨益。

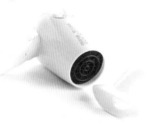

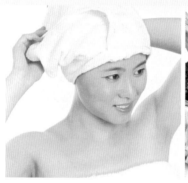

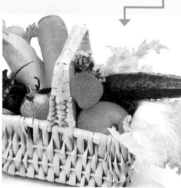

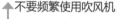
不要频繁使用吹风机

每周洗头2~3次即可

多吃新鲜果蔬补充水分

Q 经常使用吹风机会加重脱发吗？

A 如果使用吹风机的方法不正确或频繁使用吹风机可能导致掉发增多，吹风机的热风在吹干头发的同时也带走了头皮的水分，易使头发干枯、断裂。洗完头后应吸干水分，再使用吹风机，吹风时不要离头皮太近，可以边吹发边按摩头皮，吹到八成干即可。

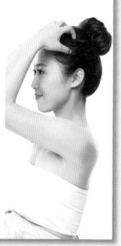

Q 头发越洗越秃吗？到底该不该每天洗头？

A 洗发频率太高或者太低都不好，比较合适的频率是每周2~3次，洗发水温以40℃左右为宜，洗发时轻轻按摩头皮，既能清洁头皮，又能促进头皮血液循环；洗发剂要选用温和、无刺激性的，以免伤害头皮。

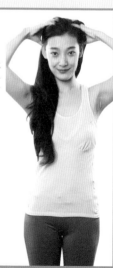

分析原因，对症防治脱发

缺乏维生素、叶酸、铁等物质导致的脱发

多吃绿叶蔬菜、新鲜水果，如油菜、菠菜、西蓝花、葡萄、坚果等。

内分泌失衡导致的脱发

改掉熬夜的坏习惯，少吃肉类，将蛋白质控制在每天100克以内。

精神紧张、焦虑引起的脱发

适当减缓工作和生活节奏，调整情绪，保持好心情。

营养过剩造成的脱发

调整饮食结构，多吃清淡的蔬菜、水果，远离油腻、高脂肪的食物。

Q 头发总是掉，还能长出来吗？会不会很快就秃了？

A 头发生长原本就有一个生长与衰老的周期，自然生理性的落发每天都在发生。出现脱发要注意饮食，多吃水果、蔬菜以及黑豆、核桃、黑芝麻等食物，不要吃油腻及刺激性食品。保证充足的睡眠，不熬夜，保持心情舒畅，远离烟酒。内分泌平衡了，头皮健康了，头发还是可以长出来的。

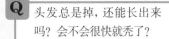

巧用姜水防脱发

姜能刺激头部皮肤血液循环，活化毛囊组织，刺激新发生长。可将姜切成片涂抹于发根或头皮处，按摩15分钟，能刺激毛发生长。

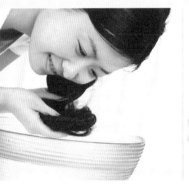

↑ 运动后要及时洗头

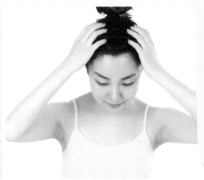

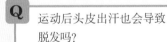

多按摩头皮可防脱发

Q 运动后头皮出汗也会导致脱发吗？

A 虽然流汗可以帮助身体排毒，但是汗水蒸发后的盐分会吸干发根的水分，令头发干燥。当盐分积聚在头皮时，会阻碍头发生长，令头发容易沾染上各种灰尘杂质，堵塞毛孔。运动后要及时用清水彻底地冲洗头发，去除掉头发中汗液的盐分残留物，才能有效保护头发。

Q 生完宝宝后经常掉头发怎么办？

A 女性怀孕时体内雌性激素增多，会使大部分头发的生长期延长，分娩后雌性激素恢复到正常水平，"超期服役"的头发就会脱落。产后新妈妈要注意补充营养，多吃一些黑芝麻、鸡蛋、核桃等食物，保证充足的睡眠，保持好心情，可以改善掉发现象。下面三款菜品可以减少产后脱发。

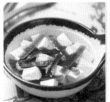

海带豆腐汤

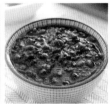

红豆黑米粥

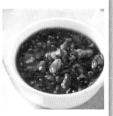

核桃枸杞紫米粥

科学排毒，远离亚健康

如果你经常感觉疲惫、乏力，没有精神，失眠多梦，手脚容易冰凉，天气一变化就容易感冒，慢性咽炎总不好，那么，你的身体已经处于亚健康状态，需要引起注意了。生活中有许多蔬菜、水果具有改善睡眠、清热解毒、补气养血等功效，学会巧吃食物、合理搭配便可以改善身体的亚健康状态，恢复活力。

桂圆：益气补血

桂圆可以为人体提供热能、补充营养，又能促进血红蛋白再生以补血。除此之外，桂圆还对脑细胞特别有益，能增强记忆力，消除疲劳。

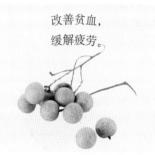

改善贫血，
缓解疲劳。

牛肉：富含蛋白质

牛肉中含有大量优质蛋白质，可以补充人体所需的能量，增强机体抗病力。牛肉中的铁可以改善贫血，补血益气。

增强抗病力，补血益气。

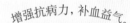

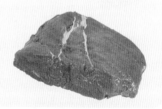

梨：润肺，止咳化痰

梨中含有大量水分和膳食纤维，可以润肠、助消化，具有生津止渴，润肺止咳的功效。

通便助消化，
润肺止咳。

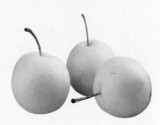

✖ 冰激凌：影响血液循环

冰激凌容易导致胃肠道局部温度骤降，造成胃肠道黏膜血管收缩，局部血流减少，影响末梢血管的血液循环，引起手脚冰凉。

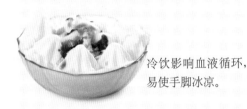

冷饮影响血液循环，易使手脚冰凉。

✖ 螃蟹：体寒者不要吃

螃蟹性寒，体寒胃虚的人最好不要吃，否则容易损伤脾胃，造成消化不良，导致腹泻。

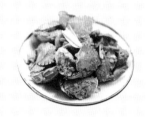

性寒，易损伤脾胃。

✖ 辛辣食物：刺激胃肠

辛辣食物如麻辣香锅、辣子鸡丁等是影响睡眠的重要原因。因为此类食物会使胃中有烧灼感，还会造成消化不良，引起腹痛、腹泻，进而影响睡眠。

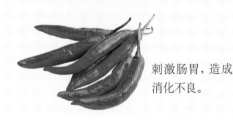

刺激肠胃，造成消化不良。

✖ 烟、酒：刺激咽喉

因为烟、酒均为辛热燥烈之品，可直接刺激咽部黏膜，发病后继续吸烟，会加重咽部水肿、充血，使咽部炎症加重和迁延难愈。

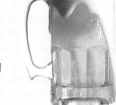

辛辣、燥烈，加重咽部炎症。

多泡澡，促进血液循环

有空时，多泡泡澡，并在热水中加入姜或甘菊、罗勒、肉桂、迷迭香等精油，可以促进血液循环，让身体暖和起来。洗澡时，可用冷水和热水交替冲淋手脚，借由血管一冷一热间的缩放，达到畅通血液循环的目的。

桂圆

桂圆富含葡萄糖、蔗糖及蛋白质，含铁量也较高，可促进血红蛋白再生。从中医角度讲，桂圆可以养心血、补心气、安心神，所以对心悸、心慌、失眠、健忘等症状有缓解作用。桂圆能够为人体提供多种营养物质，常吃桂圆对脑细胞有益，能增强记忆力，消除脑疲劳。

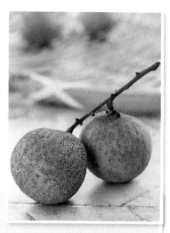

排毒食材解析

桂圆中含有丰富的蛋白质和葡萄糖，能够及时补充人体所需的能量，因而在人体出现疲劳时吃些桂圆可以起到补益作用，促进机体排毒，帮助消除疲劳。桂圆中铁的含量非常丰富，可以促进血红蛋白的再生，具有养血补气的作用，可以改善贫血。桂圆中的 B 族维生素还有助于缓解焦虑情绪，有安神、补养心脾的功效，利于改善失眠。

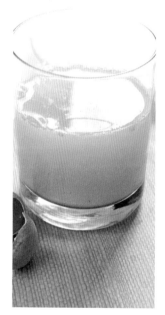

Tips：热性体质、糖尿病患者不宜多食桂圆。

这样吃好排毒

◆ **炖汤、煮粥**：桂圆热性较大，容易引起上火。煮粥、炖汤的时候放几颗桂圆刚刚好，既能养血安神、利于机体排毒，又不至于引起上火。

◆ **与红枣搭配养血安神**：桂圆具有养血安神的功效，红枣也是补血养血的食物。两者同食能够排毒养颜，还可缓解因贫血引起的手脚冰冷症状。

◆ **不宜过量食用**：很多人以为吃桂圆可以补身养血，所以食用时不控制数量。可是过量食用桂圆会导致流鼻血、口腔溃疡、口腔黏膜发炎等不良症状。原因是桂圆属湿热食物，多食易滞气，引起上火。

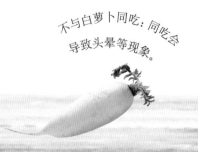

不与白萝卜同吃：同吃会导致头晕等现象。

桂圆红枣炖鹌鹑蛋

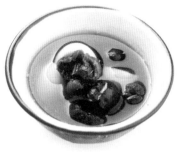

原料：鹌鹑蛋 100 克，桂圆肉 3 个，红枣 4 颗，白糖适量。

做法：① 将鹌鹑蛋煮熟，去壳；红枣、桂圆肉分别洗净。② 将鹌鹑蛋、红枣、桂圆肉放入锅中，倒入适量温开水，隔水蒸熟，加白糖调味即可。

排毒功效：桂圆红枣炖鹌鹑蛋能温阳暖胃、益气补血、安神养心，可缓解贫血引起的手脚冰凉。

樱桃桂圆甜汤

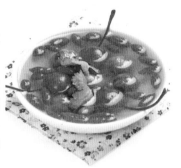

原料：樱桃 100 克，桂圆、冰糖、枸杞子、香菜叶各适量。

做法：① 樱桃洗净；桂圆去壳；枸杞子洗净。② 锅内加水，放入冰糖、樱桃、枸杞子、桂圆，煮 20 分钟左右。③ 加入香菜叶点缀即可。

排毒功效：这款汤可以调补气血，养血宁神；同时还能促进皮肤微循环，排毒养颜，美白肌肤。

小麦红枣桂圆粥

原料：大米、小麦各 50 克，红枣、桂圆各 20 克，冰糖适量。

做法：① 大米、小麦、红枣分别洗净，浸泡 30 分钟；桂圆剥壳备用。② 锅中加水，放入大米、小麦、红枣煮开；加入桂圆煮熟，加冰糖调味即可。

排毒功效：桂圆和红枣搭配可以补血养气，能够改善贫血情况，还可以安神，缓解焦躁情绪，改善睡眠。

排毒搭配

桂圆 + 鸡蛋：桂圆搭配鸡蛋食用可以补充人体所需的蛋白质、葡萄糖和铁等多种营养物质，有利于提高机体免疫力，抵抗疲劳，强健身体，还具有养血安神的功效。

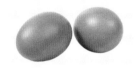

桂圆 + 蜂蜜：桂圆可以为人体提供葡萄糖和维生素，可以补气养血，缓解疲劳；搭配蜂蜜食用可以滋润肠道，促进营养物质的消化吸收，起到更好的滋补作用。

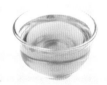

桂圆 + 菊花：桂圆可以养血安神、益智健脑，菊花可以清热解毒、消水肿；二者搭配泡茶有利于排出体内毒素，益气补中，常喝一些桂圆菊花茶可以帮助机体排毒。

韭菜

　　韭菜味香，富含多种营养，颇受人们的喜爱。韭菜中富含膳食纤维，可以促进肠道蠕动，排出毒素，预防便秘。韭菜中的硫化物具有杀菌消炎的作用，有助于提高人体自身的免疫力，还利于气血的运行，从而增强人体的御寒能力，保持面色红润。

排毒食材解析

韭菜中含有大量维生素，所含的硫化物具有杀菌作用，可以提高人体的免疫力。韭菜中的膳食纤维可以促进肠胃蠕动，加速代谢，排出体内毒素，缓解便秘。韭菜性温，有利于气血运行，可以改善手脚冰凉等症状，使面色红润。

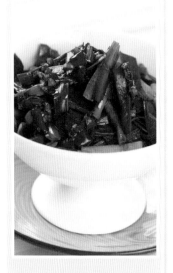

Tips：阴虚内热或患有疮疡、眼疾者忌食。

这样吃好排毒

◆ 宜搭配鸡蛋清炒：韭菜中富含膳食纤维，可以促进肠道蠕动，有助于体内毒素的排出，搭配鸡蛋可以补充人体所需的蛋白质，营养更加均衡。

◆ 与黄豆芽搭配促进脂肪代谢：两者搭配同食，可加速体内脂肪代谢，清肠排毒，特别适合便秘及肥胖者。

◆ 韭菜与海产品搭配：可以促进蛋白质的吸收，而且还可以平衡海产品的寒凉性，保留人体内的热量。

韭菜炒绿豆芽

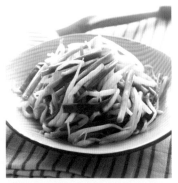

原料：绿豆芽 100 克，韭菜 200 克，姜末、盐各适量。

做法：① 韭菜洗净，切段；绿豆芽择洗干净。② 油锅烧热，放入姜末炒香。③ 放入韭菜段和绿豆芽一起翻炒，加入适量盐调味即可。

排毒功效：韭菜味甘辛，可补肾提阳气，与绿豆芽同食能祛除身体的寒气。

韭菜虾皮炒鸡蛋

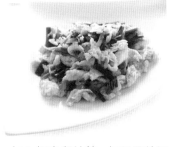

原料：韭菜200克，鸡蛋2个，虾皮、盐各适量。

做法：① 韭菜洗净切段；将鸡蛋磕入碗中，搅拌均匀。② 油锅烧热，倒入鸡蛋液翻炒成块，盛出。③ 将余油烧热，放入韭菜段翻炒，倒入鸡蛋块，加入虾皮翻炒熟，加适量盐调味即可。

排毒功效：该菜品能补肾壮阳，行气开胃，帮助改善手脚冰冷问题。

韭菜豆渣饼

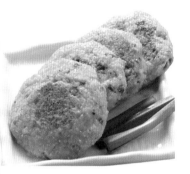

原料：豆渣、玉米面各30克，韭菜100克，鸡蛋1个，盐、香油各适量。

做法：① 韭菜洗净切碎；鸡蛋磕入碗中搅匀。② 将鸡蛋液、韭菜末、豆渣掺入玉米面中，加入盐、香油混合成面团，做成小饼。③ 平底锅烧热，将圆饼放入锅中煎熟即可。

排毒功效：韭菜豆渣饼在活血的同时，还能降压降脂，促进肠胃蠕动，促进排毒。

韭菜炒虾仁

原料：韭菜200克，虾仁50克，料酒、葱丝、姜丝、盐各适量。

做法：① 虾仁洗净，除去虾肠，沥干水分。② 韭菜洗净，切成小段。③ 油锅烧热，放入葱丝、姜丝和虾仁煸炒；加料酒、盐稍炒，放入韭菜段炒熟即可。

排毒功效：韭菜性温，有补肾壮阳、祛阴散寒的功效。虾仁富含蛋白质，搭配韭菜食用，可以使营养物质被更好地吸收。

排毒搭配

韭菜＋动物内脏：韭菜性温，可以为身体补充阳气，促进气血运行；动物内脏富含优质蛋白质，可以为人体提供能量。二者搭配有利于改善身体虚弱的情况。

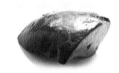

韭菜＋猪血：韭菜可以起到滋补阳气，祛阴散寒的作用；搭配猪血食用可以补铁补血、补充蛋白质，改善体弱贫血的情况，能够起到强身健体的作用。

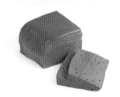

韭菜＋枸杞：韭菜可以壮阳活血，去除寒气，还能促进肠胃蠕动，加速人体新陈代谢，有利于毒素的排出；搭配枸杞食用可以调养气血，使面色红润、有光泽。

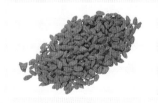

牛肉

　　牛肉蛋白质含量高，而脂肪含量低，好吃不长肉，深受人们喜爱。牛肉中还富含铁元素，有助于缺铁性贫血的食疗，更适合病人补血养血、修复组织。牛肉中的维生素B可提高机体的免疫力，促进蛋白质的新陈代谢和合成。

排毒食材解析

牛肉富含蛋白质，可以为人体补充营养，提高机体免疫力，强健体魄。脂肪含量低，与蔬菜搭配食用好吃不增重，适合减肥时食用。牛肉中的铁含量丰富，有利于血红蛋白的合成，起到补血养气的作用。牛肉性温热，可以为人体提供热量，改善手脚冰凉的情况。牛肉富含肉毒碱和肌氨酸，可强壮身体，增强力量。

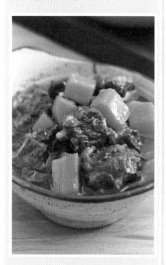

Tips：患皮肤病、肝病、肾病的人应慎食牛肉。

这样吃好排毒

◆ **横着切**：牛肉的纤维组织较粗，结缔组织又多，横切能将长纤维组织切断，不但容易入味，还有利于消化和吸收。

◆ **讲究烹调方法**：烹调牛肉时多采用炖、煮、焖、煨、卤、酱等长时间加热的方法，使牛肉的营养和鲜美滋味慢慢散发出来。

◆ **搭配蔬菜**：牛肉性温热，可搭配凉性蔬菜，如冬瓜、丝瓜、莲藕、茭白等，能促进肠道蠕动，起到解毒、祛火的功效。

◆ **吃牛肉不宜喝白酒**：白酒为大温大热之品，饮白酒吃牛肉对温热体质的人犹如生火添热，容易引起面赤身热，疮疖恶化。

不与田螺同吃：不易消化，会引起腹胀。

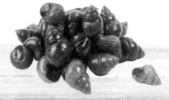

不与红糖同吃：两者同吃易引起腹胀，增加肠胃消化负担。

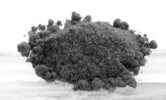

牛肉粒饭

原料：熟米饭 200 克，牛腱肉丁 100 克，土豆丁、胡萝卜丁各 30 克，盐、白糖、淀粉、酱油、料酒各适量。

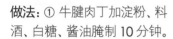

做法：① 牛腱肉丁加淀粉、料酒、白糖、酱油腌制 10 分钟。② 油锅烧热，倒入牛腱肉丁炒至变色，放入米饭外的其余材料翻炒。③ 最后倒入熟米饭，炒匀即可。

排毒功效：该菜品在温补身体的同时可以补充多种营养素，消除疲劳，排毒健体。

土豆西红柿牛肉汤

原料：土豆、西红柿各 1 个，牛肉块 300 克，盐、姜片、白糖各适量。

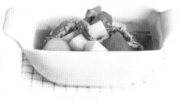

做法：① 牛肉块洗净；土豆、西红柿洗净切块。② 油锅烧热，放入姜片炒香，加入西红柿块煸炒；加白糖和牛肉块翻炒至变色。③ 锅中加水，小火将牛肉块焖熟，放入土豆块继续焖煮至食材熟透，加盐调味即可。

排毒功效：该菜品富含蛋白质和维生素，能温补五脏。

胡萝卜炖牛肉

原料：牛腱肉 500 克，胡萝卜 1 根，葱段、姜片、酱油、料酒、盐各适量。

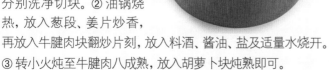

做法：① 将牛腱肉、胡萝卜分别洗净切块。② 油锅烧热，放入葱段、姜片炒香，再放入牛腱肉块翻炒片刻，放入料酒、酱油、盐及适量水烧开。③ 转小火炖至牛腱肉八成熟，放入胡萝卜块炖熟即可。

排毒功效：该菜品营养搭配良好，可以暖胃养身，强身健体。

排毒搭配

牛肉 + 洋葱：牛肉中含有大量优质蛋白质，可以为人体提供能量，增强抗病能力；搭配洋葱食用可以起到杀菌消炎的作用，促进机体排毒，减少细菌对人体的伤害。

牛肉 + 土豆：牛肉搭配土豆食用可以使蛋白质、钙、铁等营养物质更好地被人体吸收利用，土豆中的膳食纤维还可以促进肠道蠕动，加速新陈代谢，利于清肠排毒。

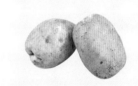

牛肉 + 白菜：牛肉中的优质蛋白质、铁质与白菜中的维生素、水分有机结合，可以为人体提供多种营养物质，增强机体免疫力。而且脂肪含量低，好吃不长肉。

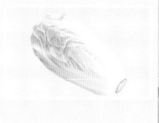

平菇

　　平菇的营养价值很高，而且对人体具有多种保健功效，经常吃平菇不仅能起到改善人体新陈代谢，有助于体内毒素的排出，而且对减少人体血清胆固醇，对保肝、抗癌、抗病毒都有作用。

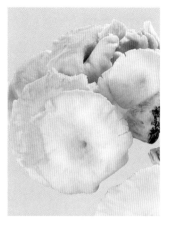

排毒食材解析

平菇中含有多种维生素及矿物质，可改善人体新陈代谢，排出毒素，增强体质，可作为体弱病人的营养品。平菇有抗菌抗病毒作用，其中的平菇素和酸性多糖体有保肝、抗癌作用。

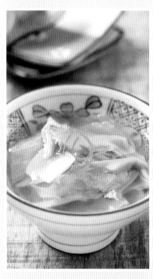

Tips：皮肤瘙痒、皮肤过敏者不宜食用平菇。

这样吃好排毒

◆ 素炒或做汤：可最大限度地保留平菇中的营养，促进肠道蠕动，排除体内毒素，增加抵抗力的作用。清炒或做汤时宜少油少盐，可以保持平菇鲜美的味道。

◆ 用流动的水洗平菇：最好用自来水不断冲洗，流动的水可避免农药渗入。

◆ 烹调时掌握好火候：平菇鲜品出水较多，易被炒老，营养物质易流失，所以应掌握好火候，一般大火快炒2分钟即可。

◆ 平菇与大蒜同炒：味道鲜香，杀菌消毒，有开胃功效，而且平菇与大蒜搭配食用，可促进平菇中蛋白质和氨基酸的消化吸收。

平菇牡蛎汤

原料：牡蛎肉50克，平菇100克，紫菜10克，盐、料酒、姜末各适量。

做法：① 牡蛎肉洗净；紫菜洗净，撕成小块；平菇洗净，撕成小朵。② 锅中加适量水，加入平菇、紫菜块、牡蛎肉、姜末、料酒同炖成汤，最后加盐调味即可。

排毒功效：牡蛎中的磷对口腔溃疡的修复很有好处，其富含的牛磺酸有降"三高"的作用。

不与驴肉同吃：易引发心绞痛。

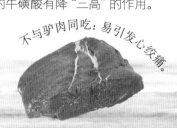

菱角西红柿平菇汤

原料：菱角 5 个，西红柿 1 个，平菇 50 克，盐适量。

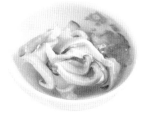

做法：① 菱角煮熟，去壳取仁，切块。② 西红柿洗净切碎；平菇洗净切条。③ 菱角仁块、西红柿碎和平菇条放入砂锅中，加入适量清水，大火煮沸转小火煲 30 分钟，加盐调味即可。

排毒功效：菱角有健脾利湿、解内热的功效，搭配西红柿和平菇可以补充维生素，提高免疫力。

平菇油菜蛋花汤

原料：平菇、油菜各 50 克，鸡蛋 2 个，盐、蒜末、香油各适量。

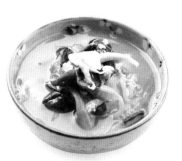

做法：① 平菇洗净撕成小朵；鸡蛋磕入碗中打散；油菜洗净切段。② 油锅烧热，放入蒜末炒香，倒入平菇煸炒。③ 锅内加水煮开，把鸡蛋液淋入锅中，放入油菜段，待鸡蛋结成块，关火，加入盐、香油调味即可。

排毒功效：感冒时喝点蔬菜汤，能补充维生素，很快恢复。

平菇小米粥

原料：平菇 100 克，小米 50 克，盐适量。

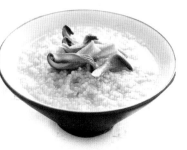

做法：① 平菇洗净撕成条，焯熟备用。② 小米洗净，浸泡半小时。③ 锅中加适量水，放入小米煮开，转小火熬煮。③ 粥黏稠时，加入盐调味，再煮 5 分钟，放入平菇搅匀即可。

排毒功效：小米搭配平菇，有清热解渴、健胃除湿等功效，适合内热者食用，可辅助治疗感冒引起的食欲缺乏。

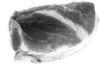

平菇 + 猪瘦肉：平菇中的维生素、矿物质与猪瘦肉中的蛋白质有机结合，能够为人体提供多种营养物质，有利于提高身体免疫力，提高抗病能力。

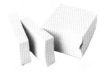

平菇 + 豆腐：平菇搭配豆腐煮汤富含充足的维生素和优质蛋白，还可以滋润肠胃，促进营养物质的消化吸收，加速人体新陈代谢，利于排出体内毒素，增强体质。

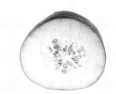

平菇 + 冬瓜：平菇含有多种维生素和矿物质，可以加快新陈代谢，增强体质；冬瓜具有利尿除湿、消除水肿的作用。二者搭配可以促进体内毒素的排出。

梨

梨味美多汁，甜中带酸，而且营养价值高，含有多种维生素和膳食纤维，既可生食，也可蒸煮后食用。常吃梨，可以起到润肺、祛痰化咳、通便秘、利消化的作用。

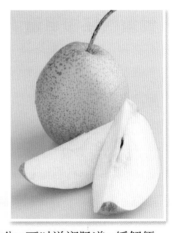

排毒食材解析

梨中含有大量水分和维生素C，具有生津止渴、润肺止咳的作用，多种维生素和糖类物质易被人体吸收，可以补充营养，提高机体免疫力。梨含有丰富的维生素和矿物质，能维持人体细胞的健康状态，帮助器官净化和排毒，恢复身体健康，美容养颜。

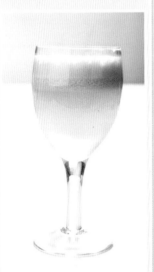

Tips：脾胃虚寒、便溏腹泻、咳嗽无痰者不宜吃梨；糖尿病患者宜少食。

这样吃好排毒

◆ 宜生吃：梨含有充足的水分，可以滋润肠道，缓解便秘，还具有生津止渴的作用，生吃梨可清热祛火。

◆ 带皮煮：梨皮味酸，梨肉味甘，酸甘化阴，有利于养阴润燥。而且，煮过的梨皮具有清肺热、通大便的功效，对肺部、肠道排毒有益。

◆ 与萝卜搭配食用：做成凉拌菜，酸甜可口，可顺肠道，清心火，还可缓解咽干、咽痛。

牛奶木瓜雪梨汤

原料：木瓜半个，雪梨1个，鲜牛奶、冰糖各适量。

做法：① 木瓜去皮去籽，切块；雪梨洗净，切块。② 将木瓜块、雪梨块放入锅中，倒入鲜牛奶煮至雪梨块变软，加冰糖调味即可。

排毒功效：牛奶木瓜雪梨汤可顺肠道、清心火，还能有效地缓解咽干、咽痛。

不与哈密瓜同吃：会引起腹胀。

不与柿子同吃：会损伤胃，导致腹泻。

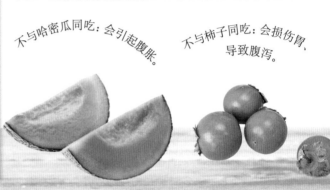

雪梨莲子银耳羹

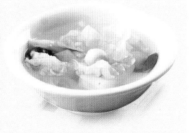

原料： 雪梨1个，银耳20克，红枣、莲子、枸杞子、冰糖各适量。

做法： ① 雪梨洗净切块；银耳泡发，撕成小朵；红枣、莲子、枸杞子洗净。② 将银耳、红枣、莲子、枸杞子加水煮开，转小火熬煮1小时。③ 放入雪梨块煮20分钟，加入适量冰糖调味即可。

排毒功效： 雪梨可润肺清心，具有化痰止咳的功效，搭配莲子、银耳和红枣食用可以补脾益肺，美容养颜。

蜜汁百合梨

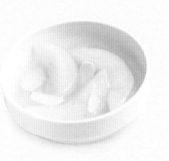

原料： 雪梨1个，百合、冰糖各适量。

做法： ① 雪梨洗净切块；百合泡发。② 将雪梨块煮20分钟。③ 放入百合和适量冰糖，煮至百合变软即可。

排毒功效： 梨有清热生津、润肺化痰的功效，还能促进食欲，帮助消化；百合有润肺止咳、清心安神的功效。

雪梨牛奶炖木瓜

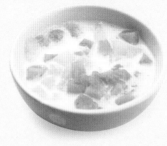

原料： 雪梨1个，木瓜200克，牛奶300克，蜂蜜适量。

做法： ① 雪梨、木瓜分别洗净，去皮切块。② 锅中加水和牛奶烧开，放入雪梨和木瓜煮30分钟，调入蜂蜜即可。

排毒功效： 雪梨可以降低血压、养阴清热，搭配木瓜和牛奶能够补充蛋白质，增强体质。

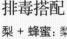

排毒搭配

梨＋蜂蜜： 梨含有丰富的水分和维生素，可以生津止渴、润肺止咳；搭配蜂蜜食用可以滋润肠道，促进营养物质的消化吸收，有助于清肠排毒，还能平喘止咳。

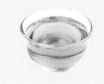

梨＋胡萝卜： 梨和胡萝卜搭配食用含有丰富的维生素和水分，可以提高机体免疫力，增强体质，还能促进肠胃蠕动，加速新陈代谢，利于体内毒素的排出。

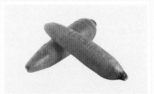

梨＋莲藕： 梨和莲藕搭配煮汤可以起到清热解毒的作用，能够润肺止咳、滋阴润燥。患流感时喝一些莲藕梨汤有利于缓解感冒引起的咳嗽、咽痛、发热等症状。

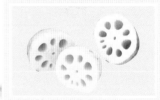

枇杷

　　枇杷是药食两用食物，中医认为枇杷果实有润肺、止咳、止渴的功效，所以常用枇杷入药治疗咳嗽。现代研究也证明，枇杷中含有丰富的水及维生素，能够为人体补充水分，滋润肠道，促进毒素的排出，还可以抗氧化，提高免疫力。

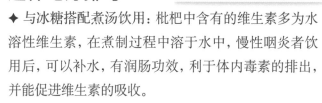

排毒食材解析

枇杷中含有丰富的果胶、胡萝卜素和多种维生素以及钙、磷、铁等多种微量元素，可以提高机体免疫力。枇杷中的有机酸可以加速新陈代谢，增进食欲、帮助消化吸收、止渴解暑。枇杷中含有苦杏仁苷，能够润肺止咳、祛痰，治疗咳嗽。多食助湿生痰，令人腹中满闷。脾虚泄泻者、糖尿病患者不宜食用。

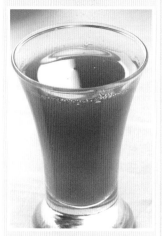

Tips：枇杷是日常水果，如果想要丰富口感，可以榨汁饮用。

这样吃好排毒

◆ **与冰糖搭配煮汤饮用**：枇杷中含有的维生素多为水溶性维生素，在煮制过程中溶于水中，慢性咽炎者饮用后，可以补水，有润肠功效，利于体内毒素的排出，并能促进维生素的吸收。

◆ **宜与雪梨搭配**：枇杷搭配雪梨煮汤不仅可以滋润肠胃，促进肠道蠕动，有利于毒素的排出，还可以润肺生津，具有止咳功效。

◆ **宜与川贝搭配**：川贝与枇杷搭配泡水喝，可以清除肺热，止咳化痰。

◆ **吃枇杷要剥皮**：枇杷宜剥皮食用。枇杷皮上不仅有细小的茸毛，易导致过敏，其中含有大量的果酸，口感也比较涩，容易刺激慢性咽炎者咳嗽，所以不宜食用。

◆ **不宜吃太多**：枇杷中果糖含量丰富，一次食用过多会刺激咽喉，导致咽喉不适。

不与小麦同吃：两者同吃易导致腹痛。

不与白萝卜同吃：两者同吃易将枇杷中的维生素 C 会破坏，影响营养吸收。

枇杷百合银耳汤

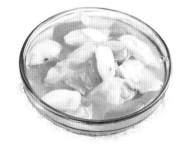

原料：枇杷 150 克，百合 10 克，银耳 50 克，冰糖适量。

做法：① 将银耳泡发洗净，撕成小朵；枇杷去皮去核，切块；百合用清水浸泡洗净。② 锅中加入清水，放入银耳、百合和冰糖，小火煮 1 小时。③ 放入枇杷块，继续煮 10 分钟即可。

排毒功效：枇杷搭配银耳、百合食用有祛痰止咳、生津润肺、清热健胃的功效，可以缓解咽炎带来的咳嗽和肿痛。

小米枇杷粥

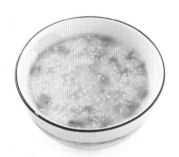

原料：小米 100 克，枇杷 50 克，白糖适量。

做法：① 枇杷去皮去核，切成小块；小米洗净，浸泡 20 分钟。② 锅中加适量水，放入小米，熬煮至黏稠。③ 放入枇杷块，继续煮 10 分钟，加入白糖调味即可。

排毒功效：枇杷清心润肺，止咳化痰，能缓解咽喉疼痛，搭配小米食用温和不刺激，可保护肠胃，促进消化吸收。

枇杷薏米粥

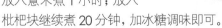

原料：薏米 100 克，枇杷 30 克，冰糖适量。

做法：① 薏米洗净，浸泡 2 小时；枇杷去皮去核，切块。② 锅中加水烧开，放入薏米煮 1 小时；放入枇杷块继续煮 20 分钟，加冰糖调味即可。

排毒功效：枇杷可以清热润肺，薏米可以祛除体内湿毒，感冒时喝一些可以缓解不适。

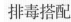

排毒搭配

枇杷 + 川贝：川贝具有养肺阴、清肺热的功效，有良好的止咳化痰作用，与枇杷搭配熬制成枇杷酱，冲调饮用，有助于缓解慢性咽炎引起的干咳症状。

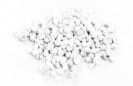

枇杷 + 罗汉果：枇杷搭配罗汉果食用可以清热润肺、止咳平喘，还可以滋润肠道，加速肠胃蠕动，缓解便秘，有利于缓解感冒引起的咳嗽、咽痛、大便干结。

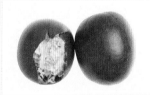

枇杷 + 红枣：枇杷和红枣搭配煮汤饮用不仅可以清热祛火、滋阴润肺，还能够补血养气，起到美容养颜的效果，女性适当多喝一些枇杷红枣汤具有很好的补益效果。

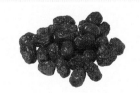

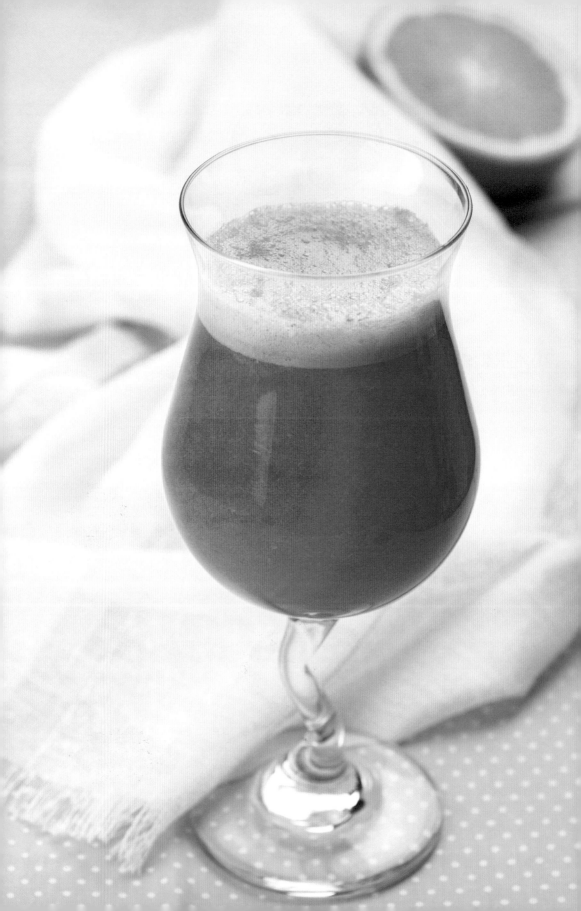

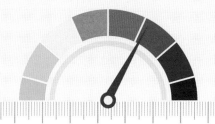

第三章
巧用果蔬汁，轻松排毒

　　新鲜的水果、蔬菜中含有人体需要的多种维生素和矿物质，多吃水果、蔬菜对身体有益。除了将水果蔬菜做成菜品外，榨成汁饮用也是一种不错的选择。将新鲜的蔬菜、水果按照人体营养需求科学搭配榨汁，可以最大程度地保留果蔬中的营养，有利于人体吸收，纯天然、无添加，健康又美味。丢掉碳酸饮料，来杯蔬果汁吧，轻松排毒，健康美丽。

清体排毒，越喝越瘦

瘦身排毒水果推荐

西瓜：西瓜是所有常见水果中热量最低的水果，含有丰富的钾元素和番茄红素，能利尿消肿，加速新陈代谢。

柚子：含有丰富的天然维生素P和维生素C以及膳食纤维，能够促进肠道蠕动，加速新陈代谢；还可以保养皮肤，防止血管、细胞老化。

苹果：苹果是榨汁时最为常见的材料，可以任意搭配其他果蔬。苹果热量中等，含有大量果胶、膳食纤维，能保证肠道健康，降低体内胆固醇含量。

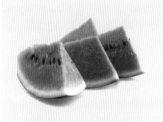
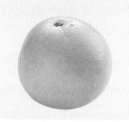
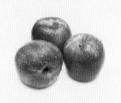

芒果：芒果中维生素C能抑制黑色素形成，保持皮肤滋润。芒果中还含有丰富的膳食纤维，能够促进肠胃蠕动，保持肠道健康。

菠萝：菠萝中含有丰富的菠萝蛋白酶，能够分解蛋白质，和肉类同食，能够促进消化，防止胃积食。

香瓜：富含水分和膳食纤维，有助于滋润肠道，促进肠胃蠕动，加速人体代谢，促进消化。

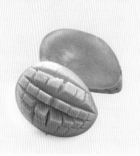
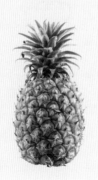
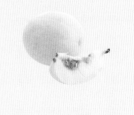

瘦身排毒蔬菜推荐

白菜： 白菜是最为常见的蔬菜之一，热量和脂肪含量都低。白菜含有丰富的膳食纤维，能起到润肠、排毒的作用，是减肥佳品。

黄瓜： 黄瓜约95%的成分都是水，钾元素含量丰富，能够消除水肿、驱赶倦意。黄瓜中同样含有丙醇二酸，能抑制糖类物质转变为脂肪。

西红柿： 西红柿含有丰富的维生素C、维生素E和β-胡萝卜素，这些营养素大量存在于熟透的西红柿中，制作果蔬汁时尽量选择熟透的西红柿。

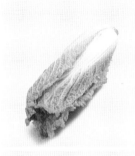
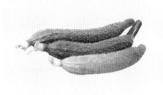
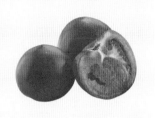

冬瓜： 冬瓜所含的丙醇二酸，能有效抑制糖类转化为脂肪，加之冬瓜本身热量是蔬菜中最低的，脂肪含量又极少，所以吃冬瓜可以减肥瘦身。

芹菜： 芹菜含有丰富的钙、钾和膳食纤维，有润肠通便、降血压和血糖等功效。芹菜叶中的β-胡萝卜素含量比茎多，榨汁时不要丢弃芹菜叶。

西蓝花： 西蓝花含有丰富的膳食纤维，在胃内吸水膨胀后形成较大的体积，使人产生饱腹感，有助于减少进食量，控制体重。

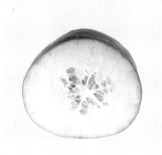
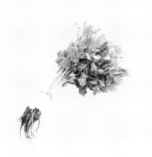
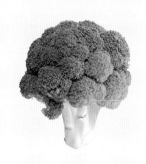

清体果蔬汁跟我做

西红柿西瓜汁

原料： 西红柿、西瓜各 100 克，柠檬汁适量。

做法： ① 西红柿去蒂洗净，切成小块；西瓜切成小块。② 将西红柿块和西瓜块倒入榨汁机中，搅打成汁后连渣一起倒入杯中，加入适量柠檬汁饮用即可。

排毒功效： 西红柿搭配西瓜热量低、膳食纤维高，能够燃烧脂肪、补充水分。

高膳食纤维，促进肠胃蠕动

水分充足，利尿排毒

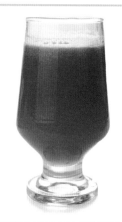

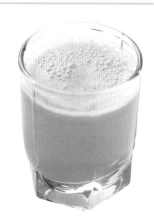

含膳食纤维，清肠排毒

减少脂肪的吸收

苹果柠檬汁

原料： 苹果 1 个，柠檬半个。

做法： ① 苹果洗净去核，切小块；柠檬洗净，切小块。② 将苹果块和柠檬块放入榨汁机，搅打成汁后连渣一起倒入杯中，及时饮用即可。

排毒功效： 苹果富含膳食纤维和果胶，能润肠通便；柠檬汁能消除体内多余脂肪。

猕猴桃芹菜汁

原料： 猕猴桃 1 个，芹菜 1 根，蜂蜜适量。

做法： ① 猕猴桃切开两端，用勺挖出果肉，切小块；芹菜洗净，留叶，热水焯烫后冷却，切小块。② 将猕猴桃和芹菜放入榨汁机，加入适量凉开水，搅打成汁，倒入杯中，加适量蜂蜜饮用即可。

排毒功效： 这款果蔬汁热量低、膳食纤维高，能够润肠通便，瘦身排毒。

低热量，不增重

高膳食纤维，利于排毒

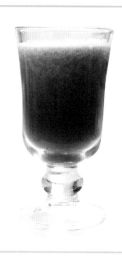

西瓜香蕉汁

原料： 西瓜 500 克，香蕉 1 根。

做法： ① 西瓜、香蕉分别去皮，切小块。② 将西瓜块和香蕉块放入榨汁机，加入适量凉开水，搅打成汁，倒入杯中及时饮用即可。

排毒功效： 富含水分和多种营养物质，膳食纤维含量高，有助于肠胃消化，不增重。

富含水分，有助于利尿排毒

助消化，不增重

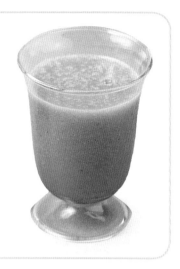

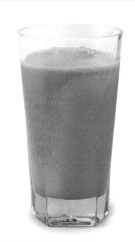

促进肠道蠕动，加速代谢

止泻，低脂肪

胡萝卜菠萝柠檬汁

原料： 胡萝卜 1 根，菠萝 200 克，柠檬汁适量。

做法： ① 胡萝卜洗净，焯烫后切小块；菠萝去皮洗净，切小块，用盐水浸泡 20 分钟。② 将胡萝卜块和菠萝块放入榨汁机搅打成汁，加入适量柠檬汁饮用即可。

排毒功效： 胡萝卜搭配菠萝榨汁可以促进肠道蠕动，利于排出毒素，促进消化，起到瘦身的作用。

土豆黄瓜藕汁

原料： 土豆半个，藕 1 节，黄瓜 1 根，蜂蜜适量。

做法： ① 土豆、藕分别去皮洗净，煮熟，切成小块；黄瓜洗净切块。② 将土豆、藕和黄瓜放入榨汁机中，加入适量凉开水搅打成汁，倒出加蜂蜜饮用即可。

排毒功效： 富含膳食纤维和水分，可以加速代谢，促进毒素排出体外。同时能增加饱腹感，控制体重。

增加饱腹感，控制体重

促进肠道蠕动，加速脂肪代谢

清热凉血，不增重

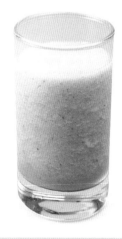

蓝莓山药汁

原料： 山药 100 克，蓝莓 20 克。

做法： ① 山药洗净，蒸熟，冷却后去皮，切小块；蓝莓用盐水冲洗干净。② 将山药和蓝莓放入榨汁机，加入适量凉开水，搅打成汁，倒入杯中饮用即可。

排毒功效： 山药富含淀粉和消化酶等成分，既可预防脂肪沉积，又促消化；搭配蓝莓可补充维生素和水分。

淀粉含量多，减少脂肪沉积

补充维生素

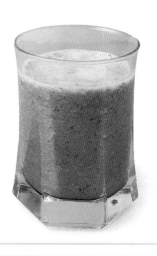

水蜜桃豆薯汁

原料： 中等大小的豆薯半个，水蜜桃 1 个。

做法： ① 豆薯去皮，水蜜桃去核；豆薯、水蜜桃分别洗净、切小块。② 将豆薯和水蜜桃放入榨汁机，搅打成汁后连渣一起倒入杯中，及时饮用即可。

排毒功效： 二者搭配含有丰富的膳食纤维和胶质物，能够加速代谢，减少脂肪在体内沉积。

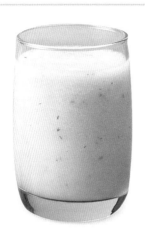

润肠，加速脂肪代谢

含淀粉，吸附脂肪并排出体外

芒果西红柿汁

原料： 芒果 1 个，西红柿 1 个，柠檬汁适量。

做法： ① 芒果去核去皮，取果肉；西红柿洗净剥皮，切成小块。② 将芒果和西红柿放入榨汁机，搅打成汁后倒入杯中，放入适量柠檬汁饮用即可。

排毒功效： 西红柿搭配芒果可促进肠胃蠕动，减少脂肪堆积，还能补充维生素。

加速代谢，减少脂肪沉积

富含维生素，营养均衡

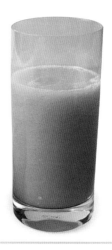

柚子西瓜芹菜汁

原料： 柚子半个，西瓜 60 克，芹菜 50 克，蜂蜜、柠檬汁各适量。

做法： ① 西瓜用勺子挖成小块；柚子去皮，切成 2 厘米见方的块；芹菜洗净，切碎。② 将以上材料放入榨汁机中，榨汁后倒出，加入蜂蜜、柠檬汁调味即可。

排毒功效： 富含大量水分和膳食纤维，有利尿的作用，通过促进肠胃蠕动排出毒素，利于瘦身减肥。

低热量，富含维生素 C

水分充足，利尿排毒

高膳食纤维，加速代谢

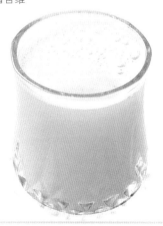

菠萝芡实蜂蜜汁

原料： 菠萝半个，芡实 60 克，蜂蜜适量。

做法： ① 芡实洗净，浸泡 8 小时左右；将菠萝去皮洗净，切块后再用盐水浸泡 10 分钟。② 将芡实和菠萝块一起放入豆浆机中，按"五谷"键，加工好后倒出，饮用时调入蜂蜜即可。

排毒功效： 菠萝含有丰富的膳食纤维，可以促进肠道蠕动，通便润肠。芡实和蜂蜜也是减肥瘦身佳品。

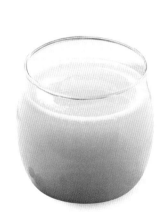

低热量，含高膳食纤维

润肠防便秘

菠菜胡萝卜汁

原料： 菠菜 100 克，胡萝卜 1 根，蜂蜜、柠檬汁各适量。

做法： ① 菠菜、胡萝卜分别洗净，焯烫后冷却，切成小块。② 将菠菜和胡萝卜放入榨汁机，加水搅打成汁后倒入杯中，放入适量蜂蜜和柠檬汁，饮用即可。

排毒功效： 这款蔬菜汁不仅可以促进肠道蠕动，还能补充多种维生素，既可以瘦身又不失营养。

低脂肪，不增重

维生素 C 含量高

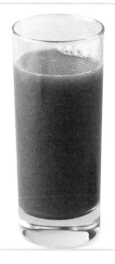

红提苹果汁

原料: 红提 200 克,苹果 1 个。

做法: ① 红提用清水冲洗干净;苹果洗净去核,切小块。② 将红提和苹果放入榨汁机,搅打成汁后连渣一起倒入杯中,饮用即可。

排毒功效: 红提子搭配苹果榨汁既能利尿,有利于毒素的排出;又能促进肠胃蠕动,加快脂肪的分解并排出体外。

利尿,排出毒素

加速代谢,促进脂肪分解

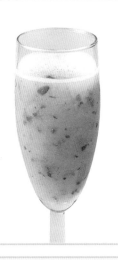

木瓜橙子汁

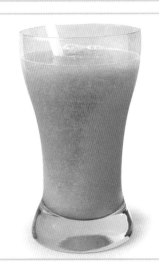

助消化,瘦身丰胸

富含维生素 C,营养全面

原料: 木瓜 150 克,橙子 1 个。

做法: ① 木瓜去皮去瓤,洗净,切小块;橙子去皮去籽,取果肉,切小块。② 将木瓜块和橙子块放入榨汁机,搅打成汁后连渣一起倒入杯中,及时饮用即可。

排毒功效: 木瓜中的木瓜酵素不仅可以促进消化,帮助瘦身,还具有丰胸的作用;搭配橙子可以补充维生素 C。

双桃果汁

原料: 樱桃 100 克,水蜜桃 1 个,柠檬汁适量。

做法: ① 樱桃洗净,去梗去核;水蜜桃洗净切块。② 将樱桃和水蜜桃放入榨汁机搅打成汁,加柠檬汁饮用即可。

排毒功效: 二者搭配含大量水分和维生素,可以利尿排毒,加速人体代谢;又可以为机体提供维生素,提高免疫力。

水分充足,利尿排毒

低脂肪,不增重

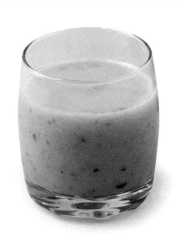

圣女果圆白菜汁

原料： 圣女果 200 克，圆白菜菜叶 100 克。

做法： ① 圣女果洗净切小块；圆白菜菜叶洗净切小块，热水焯烫。② 将圣女果和圆白菜放入榨汁机，搅打成汁倒入杯中饮用即可。

排毒功效： 圆白菜含膳食纤维，可以加速脂肪代谢；圣女果含大量水分和维生素，既可利尿排毒，又能提供营养。

富含水分和维生素，清体排毒

高膳食纤维，加速脂肪代谢

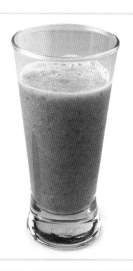

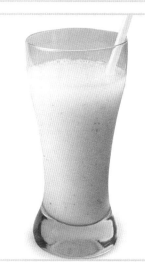

易产生饱腹感

膳食纤维，加速代谢

含有机酸，可分解脂肪

大白菜苹果柠檬汁

原料： 大白菜 100 克，苹果 1 个，柠檬半个。

做法： ① 大白菜洗净切小片，用开水焯烫；苹果、柠檬分别洗净切小块。② 将大白菜、苹果和柠檬放入榨汁机，搅打成汁倒入杯中及时饮用即可。

排毒功效： 大白菜和苹果中含大量膳食纤维，可加速脂肪代谢；柠檬中含有大量有机酸，有利于分解脂肪。

西蓝花黄瓜汁

原料： 西蓝花 150 克，黄瓜 1 根，柠檬汁适量。

做法： ① 西蓝花切成小朵，用开水焯烫；黄瓜洗净切小块。② 将西蓝花和黄瓜放入榨汁机，加水搅打成汁后倒入杯中，加入适量柠檬汁，饮用即可。

排毒功效： 西蓝花搭配黄瓜榨汁含有大量水分和膳食纤维，易产生饱腹感，有助于控制体重。

易饱腹，控制体重

含有大量水分，清肠排毒

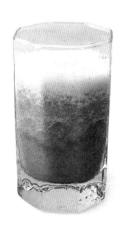

胡萝卜柚子薄荷汁

原料: 胡萝卜1根, 柚子200克, 薄荷叶适量。

做法: ① 柚子去皮去籽后掰成块, 胡萝卜、薄荷叶分别洗净, 胡萝卜洗净切小块, 薄荷叶洗净撕碎。② 将以上材料放入榨汁机, 加水搅打成汁后倒入杯中饮用即可。

排毒功效: 这款果蔬汁含大量维生素C和膳食纤维, 在加速脂肪代谢的同时又能补充营养。

高膳食纤维, 加速脂肪代谢

富含维生素C, 补充营养

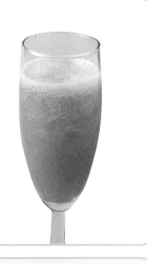

芦笋猕猴桃汁

原料: 芦笋200克, 猕猴桃1个。

做法: ① 芦笋洗净, 切小段; 猕猴桃切开两端, 用勺挖出果肉, 切小块。② 将芦笋段、猕猴桃块放入榨汁机, 搅打成汁后连渣一起倒入杯中, 饮用即可。

排毒功效: 芦笋含有大量膳食纤维, 可以促进肠道蠕动, 有助于加速脂肪代谢; 猕猴桃中含有大量水分和维生素, 具有利尿排毒功效。

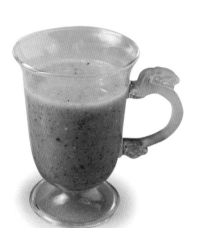

富含膳食纤维, 易饱腹

水分充足, 利尿排毒

金橘柠檬汁

原料: 金橘5个, 柠檬1/4个, 蜂蜜适量。

做法: ① 金橘、柠檬分别洗净, 切小块。② 将金橘和柠檬放入榨汁机, 搅打成汁后倒入杯中, 加蜂蜜饮用即可。

排毒功效: 金橘搭配柠檬榨汁含有大量水分和有机酸, 可以促进消化液的分泌, 促进脂肪的代谢, 并排出体外。

水分多, 加速代谢

含有机酸, 助消化

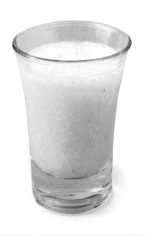

菠萝猕猴桃汁

原料： 菠萝 200 克，猕猴桃 1 个。

做法： ① 菠萝去皮去刺，洗净，切小块，用盐水浸泡 30 分钟，捞出；猕猴桃切开两端，用勺挖出果肉，切小块。② 将菠萝块和猕猴桃块放入榨汁机，搅打成汁后连渣一起倒入杯中，饮用即可。

排毒功效： 二者搭配榨汁富含水分、维生素和矿物质，既有利尿功效，加快人体代谢，又可以补充人体所需的营养。

水分充足，利尿排毒

补充维生素

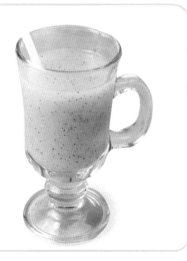

葡萄香瓜汁

原料： 葡萄 100 克，香瓜 1 个。

做法： ① 葡萄用盐水浸泡 10 分钟，用清水冲洗干净；香瓜去皮去瓤，洗净，切小块。② 将葡萄和香瓜放入榨汁机内，加入适量凉开水，搅打成汁，倒入杯中饮用即可。

排毒功效： 水分充足，低脂肪，低热量，利尿，加速代谢，还可以补充人体所需的多种微量元素。

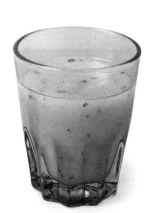

水分充足，加快脂肪代谢

低脂肪，不增重

芥蓝生菜汁

原料： 芥蓝 200 克，生菜 50 克，蜂蜜适量。

做法： ① 芥蓝洗净切小段，在沸水中焯烫，捞出；生菜洗净撕成小块。② 将芥蓝和生菜放入榨汁机，搅打成汁后倒入杯中，加入适量蜂蜜，及时饮用即可。

排毒功效： 二者搭配榨汁含有丰富的植物纤维，有助于促进肠道蠕动，加速脂肪的分解，减少脂肪沉积。

富含膳食纤维，加速代谢

低脂肪，易饱腹

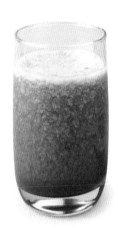

清肠排便，促进消化

缓解便秘、促进消化水果推荐

雪梨: 雪梨富含膳食纤维，可以改善便秘。它富含消化酶，进食荤菜后有助于消化脂肪。

柑橘: 柑橘含有丰富的维生素C，能提高免疫力。橘皮内的筋膜叫作橘络，富含膳食纤维，有助于促进肠胃活动，缓解便秘。

柠檬: 柠檬最大的特点就是酸，可以促进消化液的分泌，加速新陈代谢，有利于食物的消化吸收。

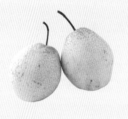
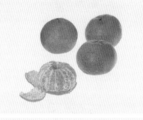
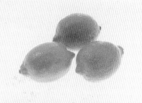

哈密瓜: 含有大量水分，可以起到润肠的作用，有助于促进肠道蠕动，改善大便干结、便秘的情况。

猕猴桃: 猕猴桃中含有大量水分和膳食纤维，有助于润肠，促进肠道蠕动，缓解便秘，促进消化。

香蕉: 富含膳食纤维，可以促进肠胃蠕动，加速新陈代谢，起到缓解便秘、促进消化的作用。

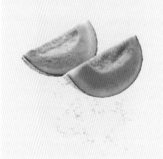
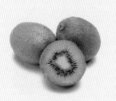
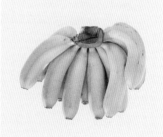

缓解便秘、促进消化蔬菜推荐

白萝卜: 白萝卜含有丰富的消化酶，有助于淀粉消化，提高肠胃的消化功能，促进肠道蠕动，缓解便秘，排出毒素。

南瓜: 南瓜富含维生素C、维生素E和β-胡萝卜素，能够抑制体内自由基的产生。南瓜富含膳食纤维，能预防便秘。

胡萝卜: 胡萝卜含有丰富的胡萝卜素和类胡萝卜素，作为天然的有机大分子，能够清除血液及肠道中的自由基，排出其中堆积的毒素。

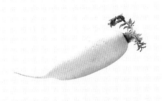 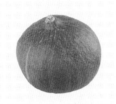 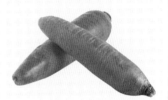

菠菜: 富含膳食纤维、水分和钾、铁等微量元素，可以起到润肠作用，促进肠胃蠕动，有助于缓解便秘，促进消化吸收，还能为身体补充营养物质。

山药: 含有大量膳食纤维，能够促进肠道蠕动，有助于排出毒素，缓解便秘；易产生饱腹感，具有减肥功效。

圆白菜: 圆白菜中的水分充足，可以滋润肠道，有助于缓解便秘；所含的膳食纤维可以促进肠道蠕动，加快代谢。

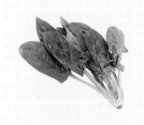 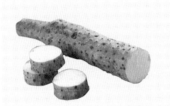 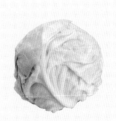

清肠果蔬汁跟我做

芒果香瓜酸奶

原料： 芒果1个，香瓜1个，酸奶200毫升。

做法： ① 芒果去核去皮，取果肉；香瓜去瓤洗净，切小块。② 将芒果块、香瓜块和酸奶放入榨汁机，加入适量凉开水，搅打成汁后倒入杯中，及时饮用即可。

排毒功效： 芒果和香瓜中富含膳食纤维，可润肠排便，搭配酸奶可助消化。

富含膳食纤维，促进肠道蠕动

水分充足，润肠

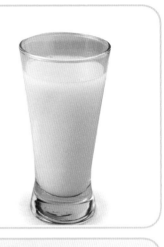

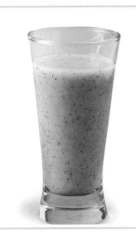

富含水分，润肠排便

高膳食纤维，缓解便秘

猕猴桃香蕉汁

原料： 猕猴桃1个，香蕉1根，柠檬汁适量。

做法： ① 猕猴桃用勺挖出果肉，切小块；香蕉去皮，切小块。② 将猕猴桃和香蕉放入榨汁机，加凉开水和柠檬汁，搅打成汁后倒入杯中饮用即可。

排毒功效： 这款果汁富含水分和膳食纤维，有助于促进肠胃蠕动，缓解便秘。

空心菜苹果柠檬汁

原料： 空心菜50克，苹果1个，柠檬1/4个。

做法： ① 空心菜洗净，焯熟后切小段；苹果、柠檬分别洗净、切小块。② 将空心菜、苹果和柠檬放入榨汁机，搅打成汁后倒入杯中饮用即可。

排毒功效： 空心菜中的植物纤维可以促进肠道蠕动，苹果中的果胶有润肠作用，柠檬中的有机酸可以促进消化。

富含果胶和水分，润肠

富含有机酸，刺激消化液分泌

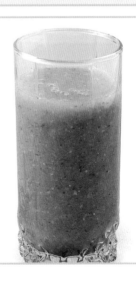

菠菜香蕉牛奶

原料： 菠菜 50 克，香蕉 1 根，牛奶 200 毫升，蜂蜜适量。

做法： ① 菠菜洗净，焯烫后切成段；香蕉去皮，切小段。② 将菠菜和香蕉放入榨汁机，加入牛奶，榨汁后倒入杯中，放入适量蜂蜜饮用即可。

排毒功效： 菠菜和香蕉搭配榨汁含有充足的膳食纤维和水分，可以润肠通便，搭配牛奶可以为人体补充蛋白质。

富含水分，可润肠

高膳食纤维，促消化

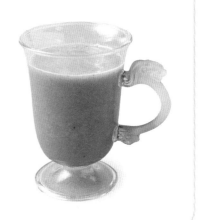

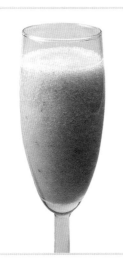

富含膳食纤维和水分，润肠

含果胶，缓解便秘

丝瓜苹果汁

原料： 丝瓜 1 根，苹果 1 个，蜂蜜适量。

做法： ① 丝瓜去皮洗净，切小块，焯熟后捞出凉凉；苹果洗净去核，切小块。② 将丝瓜和苹果放入榨汁机，搅打成汁后倒入杯中，加适量蜂蜜饮用即可。

排毒功效： 丝瓜含有大量膳食纤维和水分，可以促进肠道蠕动；苹果含果胶，润肠助消化。

西蓝花果醋汁

原料： 西蓝花 150 克，苹果醋 20 毫升。

做法： ① 西蓝花切成小朵，在沸水中焯烫，捞出。② 将西蓝花放入榨汁机，加入适量凉开水和苹果醋，搅打成汁后倒入杯中饮用即可。

排毒功效： 西蓝花含膳食纤维，可以促进肠胃蠕动，帮助消化吸收；苹果醋中的有机酸可以分解食物，促消化。

高膳食纤维，加快肠道蠕动

富含有机酸，助消化

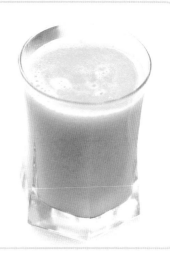

西芹苹果汁

原料: 西芹 100 克,苹果 1 个,柠檬汁适量。

做法: ① 西芹洗净,留叶,焯烫切小块;苹果洗净去核,切小块。② 将西芹和苹果放入榨汁机,加水搅打成汁,饮用时加入适量柠檬汁即可。

排毒功效: 富含膳食纤维,可以促进肠道蠕动,缓解便秘,促进消化吸收。

富含膳食纤维,促进肠道蠕动

含水分和果胶,润肠通便

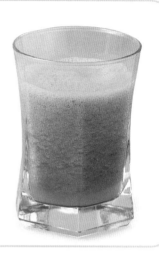

苦瓜菠萝酸奶

原料: 苦瓜 1 根,菠萝 100 克,酸奶 100 毫升。

做法: ① 苦瓜去瓤洗净,切小块;菠萝去皮洗净,切小块,用盐水浸泡 30 分钟。② 将苦瓜、菠萝和酸奶放入榨汁机中,加水搅打成汁,倒入杯中饮用即可。

排毒功效: 苦瓜中的膳食纤维可促进肠道蠕动,菠萝中的菠萝蛋白酶能分解蛋白质,酸奶也有促消化的作用。

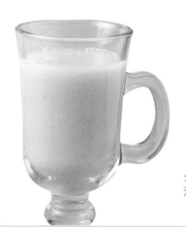

富含膳食纤维,改善便秘

分解蛋白质,助消化

橙子苹果生姜汁

原料: 橙子 1 个,苹果 1 个,生姜汁适量。

做法: ① 橙子去皮,取果肉切块;苹果洗净切块。② 将橙子、苹果和生姜汁放入榨汁机搅打成汁,倒出饮用即可。

排毒功效: 橙子搭配苹果榨汁可以为人体补充水分和维生素,滋润肠道,缓解便秘促消化。

水分充足,润肠通便

含膳食纤维和果胶,缓解便秘

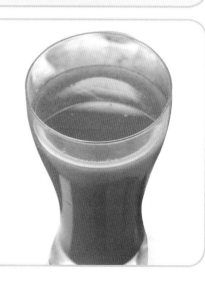

芦荟西瓜汁

原料：鲜芦荟叶 10 克，西瓜 200 克。

做法：① 鲜芦荟叶去皮取肉，切小块；西瓜去皮，切小块。② 将芦荟和西瓜放入榨汁机，加入适量凉开水，榨成汁后及时饮用即可。

排毒功效：芦荟富含膳食纤维，可以促进肠道蠕动，开胃助消化；西瓜水分充足，可以润肠，缓解便秘。

富含膳食纤维，促进肠胃蠕动

富含水分，润肠

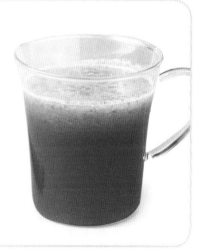

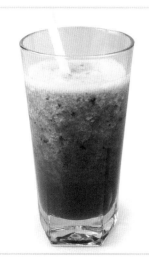

西梅黄瓜汁

原料：西梅 100 克，黄瓜 1 根，蜂蜜适量。

做法：① 西梅洗净，去核，切小块；黄瓜洗净，切小块。② 将西梅和黄瓜放入榨汁机，搅打成汁后连渣一起倒入杯中，加入适量蜂蜜，食用即可。

排毒功效：西梅搭配黄瓜榨汁含有大量水分，可以滋润肠道，促进排便，还可以为人体补充多种营养物质。

开胃助消化

水分充足，滋润肠道

荸荠猕猴桃芹菜汁

原料：荸荠 50 克，猕猴桃 1 个，芹菜 100 克。

做法：① 荸荠去皮，洗净切块；猕猴桃取果肉，切块；芹菜洗净，焯烫后放冷切块。② 荸荠、猕猴桃、芹菜和水放入榨汁机，搅打成汁后倒入杯中即可。

排毒功效：荸荠含有淀粉和粗纤维，可以促进大肠蠕动；猕猴桃水分多，可润肠；芹菜膳食纤维含量大，可缓解便秘。

粗纤维，促进肠胃蠕动

水分多，润肠通便

富含膳食纤维，缓解便秘

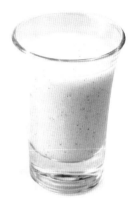

红薯苹果牛奶汁

原料： 红薯半个，苹果1个，牛奶200毫升。

做法： ① 红薯去皮洗净，切成小块蒸熟；苹果洗净，切小块。② 将红薯、苹果和牛奶放入榨汁机中，加入适量凉开水，榨成汁后倒入杯中，及时饮用即可。

排毒功效： 红薯和苹果中含有大量膳食纤维，可以促进大肠蠕动，排毒助消化；牛奶可以补充蛋白质。

高膳食纤维，促消化

富含水分和果胶，润肠

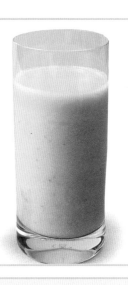

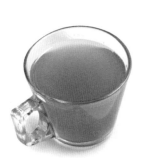

水分多，润肠通便

高膳食纤维，促进肠蠕动

雪梨藕汁

原料： 雪梨1个，莲藕150克，蜂蜜适量。

做法： ① 雪梨去核，洗净，切小块；莲藕去皮洗净，在沸水中煮熟，冷却后切成小块。② 将雪梨和莲藕放入榨汁机，搅打成汁后倒入杯中，加蜂蜜饮用即可。

排毒功效： 雪梨水分充足，清热祛火，可缓解便秘；莲藕中含有大量膳食纤维，可以促进肠道蠕动，排出毒素。

火龙果猕猴桃汁

原料： 火龙果半个，猕猴桃1个，蜂蜜、冰块各适量。

做法： ① 火龙果去皮，取果肉切小块；猕猴桃用勺挖出果肉，切小块。② 将火龙果和猕猴桃放入榨汁机，搅打成汁后倒入杯中，加蜂蜜和冰块饮用即可。

排毒功效： 这款果汁含有充足的水分和膳食纤维，有助于滋润肠道，缓解便秘，可以开胃助消化。

富含膳食纤维，促进肠蠕动

润肠，补充维生素C

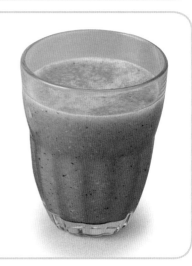

黄瓜白萝卜汁

原料： 黄瓜 1 根，白萝卜 1/4 根，蜂蜜适量。

做法： ① 黄瓜、白萝卜分别洗净、切小块。② 将黄瓜和白萝卜放入榨汁机，搅打成汁后连渣一起倒入杯中，加入适量蜂蜜，饮用即可。

排毒功效： 黄瓜和白萝卜搭配榨汁含有充足的水分和膳食纤维，可以润肠通便，开胃助消化。

富含水分，可滋润肠道

高膳食纤维，缓解便秘

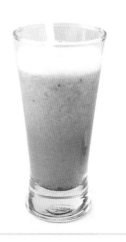

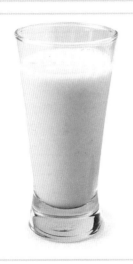

含膳食纤维，促进大肠蠕动

汁水充足，润肠通便

草莓柚子酸奶

原料： 草莓 100 克，柚子 200 克，酸奶 200 毫升。

做法： ① 草莓去蒂，用淡盐水泡 10 分钟，洗净后切成小块；柚子去皮，掰成小块。② 将草莓、柚子和酸奶放入榨汁机，搅打成汁后倒入杯中，饮用即可。

排毒功效： 草莓和柚子富含水分和多种维生素和矿物质，可以促消化，补充营养；搭配酸奶可以加速代谢，缓解便秘。

菠萝苹果茼蒿汁

原料： 菠萝 200 克，苹果半个，茼蒿 20 克，蜂蜜适量。

做法： ① 菠萝去皮洗净，切块，用盐水浸泡 30 分钟；苹果洗净切块；茼蒿洗净切段，用沸水焯熟，留茼蒿水。② 将菠萝、苹果和茼蒿放入榨汁机，加适量茼蒿水搅打成汁，加蜂蜜饮用即可。

排毒功效： 这款果蔬汁富含膳食纤维和水分，可以促进肠道蠕动，缓解便秘。

分解蛋白质，促进消化

含果胶，润肠通便

高膳食纤维，促进肠胃蠕动

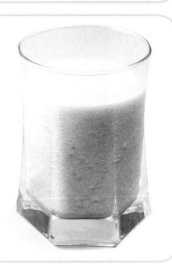

荸荠雪梨冬瓜汁

原料: 荸荠 50 克,雪梨 1 个,冬瓜 200 克。

做法: ① 荸荠去皮,洗净切块;雪梨洗净切块;冬瓜洗净切块。② 将荸荠、雪梨和冬瓜放入榨汁机,搅打成汁后倒出饮用即可。

排毒功效: 荸荠、雪梨和冬瓜三者搭配富含膳食纤维和水分,可以促进肠蠕动,有助于排除体内毒素,缓解便秘。

粗纤维,促进肠蠕动

水分多,可润肠

膳食纤维,通便助消化

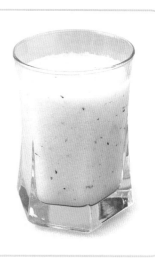

火龙果草莓汁

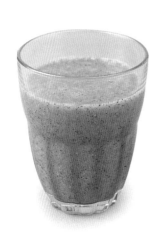

含膳食纤维,促进肠道蠕动

水分多,滋润肠胃

原料: 火龙果半个,草莓 50 克,蜂蜜适量。

做法: ① 火龙果去皮洗净,切块;草莓去蒂,用淡盐水浸泡 10 分钟,洗净后切块。② 将草莓和火龙果放入榨汁机,搅打成汁后倒出,加蜂蜜饮用即可。

排毒功效: 火龙果和草莓搭配榨汁含有大量水分、膳食纤维和多种微量元素,可以促进肠胃蠕动,排便助消化。

胡萝卜西瓜汁

原料: 胡萝卜 1 根,西瓜 200 克。

做法: ① 胡萝卜洗净,热水焯烫后冷却,切小块;西瓜去皮去籽,切小块。② 将胡萝卜和西瓜放入榨汁机,搅打成汁后连渣一起倒入杯中,饮用即可。

排毒功效: 胡萝卜和西瓜二者搭配含有大量膳食纤维和充足的水分,可以润肠通便,促进消化。

含膳食纤维,可通便

汁水多,能润肠

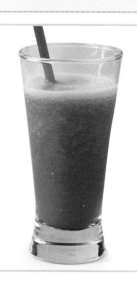

无花果李子汁

原料： 鲜无花果 100 克，李子 150 克，蜂蜜适量。

做法： ① 无花果洗净，切成小块；李子去核洗净，切小块。② 将无花果和李子放入榨汁机，加入适量凉开水，搅打成汁，倒入杯中，放入适量蜂蜜饮用即可。

排毒功效： 无花果含大量有机酸，可以增加消化液的分泌，促进消化吸收；李子中含有大量水分，润肠通便。

含大量有机酸，增加消化液

润肠，缓解便秘

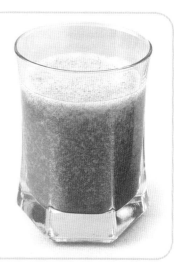

苦瓜胡萝卜黄瓜汁

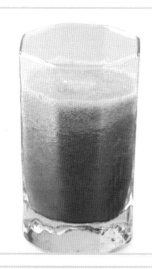

含膳食纤维，促进肠蠕动

促进肠胃蠕动，改善便秘

富含水分，滋润肠胃

原料： 苦瓜 30 克，胡萝卜 1 根，黄瓜 1 根，蜂蜜适量。

做法： ① 苦瓜去瓤洗净，切小块；胡萝卜洗净，热水焯烫后冷却，切小块；黄瓜洗净，切小块。② 将苦瓜、胡萝卜和黄瓜放入榨汁机，搅打成汁后连渣一起倒入杯中，放入适量蜂蜜饮用即可。

排毒功效： 高膳食纤维和水分的结合，有助于促进肠道蠕动，缓解便秘。

山药橙子蜜汁

原料： 山药 100 克，橙子 1 个，蜂蜜适量。

做法： ① 山药洗净蒸熟，冷却后去皮，切小块；橙子去皮去籽，取出果肉，切小块。② 将山药、橙子放入榨汁机，加水搅打成汁后倒出，加蜂蜜饮用即可。

排毒功效： 富含膳食纤维和水分，可以滋润肠道，缓解便秘；橙子富含维生素C，汁水多，润肠通便。

高膳食纤维，易消化

汁水多，润肠通便

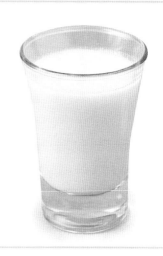

排毒清痘，淡化色斑

清痘淡斑水果推荐

草莓: 草莓热量低，维生素C含量高，可以减少黑色素沉积，淡化色斑；草莓中富含果胶，能够使皮肤细腻光滑，还可以降低血液中胆固醇含量。

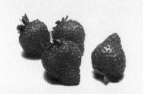

葡萄: 含有大量维生素C和花青素，具有很强的抗氧化性，可以减少黑色素沉着，起到淡化色斑的作用。

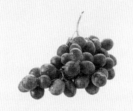

樱桃: 樱桃含有充足的水分和维生素C，可以为皮肤补充水分，减少油脂分泌，缓解因油脂分泌过多引起的痘痘；还具有抗氧化的作用，有利于护肤养颜。

石榴: 富含花青素和水分，可以起到抗氧化的作用，有利于减少黑色素沉积，可以淡化色斑；同时为皮肤补充水分，使皮肤水润亮泽。

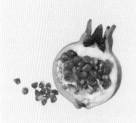

橙子: 橙子中含有大量维生素C，具有抗氧化的作用，可以减少黑色素沉积，有利于淡斑；还能提高皮肤的免疫力，修护受损皮肤。

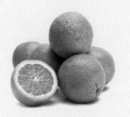

甜瓜: 甜瓜汁水充足，可以为皮肤补充水分，减少油脂分泌，调节水油平衡，有利于清洁毛孔，减少痘痘。

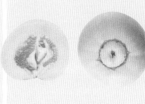

清痘淡斑蔬菜推荐

西红柿： 西红柿中的维生素 C 和番茄红素具有抗氧化作用，可以减少黑色素沉积，清除体内自由基，排出毒素，淡化色斑。

黄瓜： 黄瓜含有大量的水分，可以为皮肤补水，减少油脂分泌，使水油趋于平衡，有助于缓解因油脂分泌过多产生的痘痘。

油菜： 油菜中含有大量膳食纤维和维生素 C，可以加速新陈代谢，清除体内自由基，有助于修复受损皮肤，使皮肤水润、有弹性。

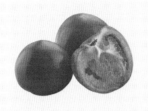 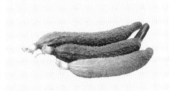 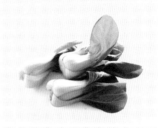

紫甘蓝： 富含水分和膳食纤维，可以加速新陈代谢，促进皮肤微循环，有助于皮肤排毒，起到补水美容的效果。

黄豆芽： 含有充足的水分，为皮肤补水，调节水油状态，缓解痘痘症状；其中的维生素具有抗氧化作用，能够减少黑色素，利于护肤美容。

西葫芦： 富含水分、膳食纤维和多种维生素，有利于加速新陈代谢，帮助皮肤排毒，补充水分，调节水油平衡。

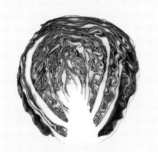 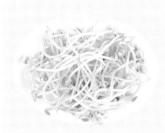 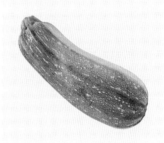

清痘果蔬汁跟我做

草莓橙子汁

原料： 草莓 100 克，橙子 1 个，鲜奶 90 毫升，蜂蜜适量。

做法： ① 草莓去蒂，用淡盐水泡 5 分钟，洗净后切块；橙子去皮去籽，取出果肉切块。② 将草莓和橙子放入榨汁机，搅打成汁后倒出，放入鲜奶、蜂蜜即可。

排毒功效： 这款果汁富含维生素 C，可以减少黑素色沉积，淡化色斑。

富含维生素 C，抗氧化，淡斑

水分充足，调节皮肤水油平衡

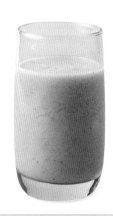

葡萄哈密瓜汁

富含花青素，抗氧化能力强

水分多，补水美容

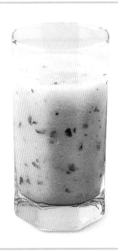

原料： 葡萄 100 克，哈密瓜 300 克。

做法： ① 葡萄用盐水浸泡 10 分钟，用清水冲洗干净；哈密瓜去皮去瓤，洗净，切成小块。② 将葡萄和哈密瓜放入榨汁机，搅打成汁后倒入杯中饮用即可。

排毒功效： 葡萄中的花青素具有抗氧化的作用，有助于淡化色斑；哈密瓜水分充足，可以为皮肤补水。

猕猴桃雪梨汁

原料： 猕猴桃 1 个，雪梨 1 个，柠檬汁适量。

做法： ① 猕猴桃挖出果肉切块；雪梨洗净切块。② 将猕猴桃和雪梨放入榨汁机，加入适量柠檬汁，搅打成汁后倒入杯中饮用即可。

排毒功效： 富含维生素 C 和水分，有助于为皮肤补水，减少油脂分泌。

富含维生素 C，具有抗氧化能力

汁水丰富，调节水油平衡

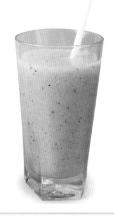

葡萄蓝莓汁

原料：葡萄 100 克，蓝莓 50 克。

做法：① 葡萄和蓝莓分别用盐水浸泡 10 分钟，用清水冲洗干净。② 将葡萄和蓝莓放入榨汁机，搅打成汁后连渣一起倒入杯中，饮用即可。

排毒功效：葡萄与蓝莓中含有丰富的维生素 C 和花青素，具有很强的抗氧化能力，可以减少外界对皮肤的伤害，美白护肤。

含花青素，提高皮肤抗氧化能力

维生素含量高，提高皮肤的抵抗力

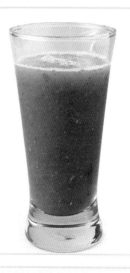

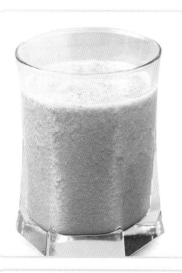

富含维生素 C，抗氧化

水分多，补水控油

含维生素，补充营养

西红柿苹果草莓汁

原料：西红柿 1 个，苹果 1 个，草莓 50 克，柠檬汁适量。

做法：① 西红柿、苹果分别洗净切块；草莓用淡盐水泡 10 分钟，洗净后切块。② 将西红柿、苹果、草莓和柠檬汁放入榨汁机，搅打成汁倒出饮用即可。

排毒功效：多种果蔬搭配含有充足的维生素 C 和水分，可以修护皮肤，为皮肤补充水分。

胡萝卜菠萝汁

原料：菠萝、胡萝卜各 100 克。

做法：① 菠萝去皮，切成小块，用淡盐水浸泡 30 分钟，取出冲洗干净；胡萝卜切小块。② 将菠萝块和胡萝卜块一起放入用榨汁机，加入适量凉白开水榨汁即可。

排毒功效：胡萝卜和菠萝二者搭配可以补充水分，调节水油平衡；还可以抗氧化，减少黑色素的沉积，淡化色斑。

富含维生素 C，减少黑色素

含水分和维生素，补水美容

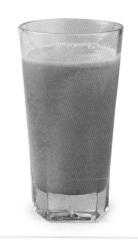

西瓜黄瓜汁

原料：西瓜 250 克，黄瓜 100 克，蜂蜜适量。

做法：① 黄瓜洗净切块；西瓜去皮，去籽，将瓜瓤切成小块。② 将黄瓜块和西瓜块放入榨汁机中榨汁，倒入杯中加入蜂蜜调味即可。

排毒功效：水分充足，可以利尿排毒，还可以调节皮肤水油状态，减少出油情况，从而缓解痘痘。

水分多，调节水油平衡

含维生素 C，抗氧化

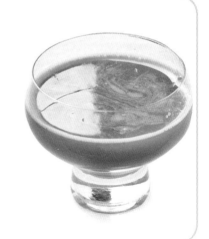

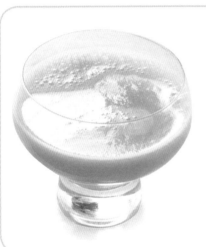

补充维生素 C，抗氧化

水分多，调节水油平衡

芦荟甜瓜橘子汁

原料：甜瓜半个，橘子 1 个，芦荟、蜂蜜各适量。

做法：① 芦荟洗净，去皮切小块；甜瓜洗净，去皮去子，切块；橘子去皮去子。② 将以上材料放入榨汁机中，加适量水榨成汁，加入蜂蜜调味即可。

排毒功效：芦荟可以修护受损皮肤；橘子富含维生素 C，具有抗氧化的作用。

草莓梨子柠檬汁

原料：草莓 5 个，鸭梨半个，柠檬汁适量。

做法：① 草莓洗净切块；鸭梨洗净，去皮去核，切块。② 将以上材料放入榨汁机中，加适量水榨汁，倒入杯中加柠檬汁调味即可。

排毒功效：这款果汁含有充足维生素 C 和水分及多种矿物质，可以为皮肤补充水分，促进微循环，利于美容养颜。

富含维生素 C，抗氧化

汁水多，补水排毒

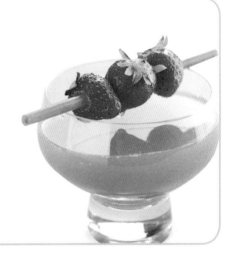

猕猴桃芹菜玉米汁

原料： 猕猴桃 2 个，芹菜 100 克，鲜玉米粒 40 克，蜂蜜适量。

做法： ① 鲜玉米粒洗净；猕猴桃去皮，切成小块；芹菜洗净，取茎，折小段备用。② 将以上材料放入豆浆机中，加适量水榨汁并煮熟，最后加入蜂蜜调味即可。

排毒功效： 这款果蔬汁富含膳食纤维和维生素 C，可以加速代谢，促进皮肤微循环，抗氧化，起到美容养颜的作用。

富含维生素 C，抗氧化

含膳食纤维，促进微循环

含有蛋白质，补充营养

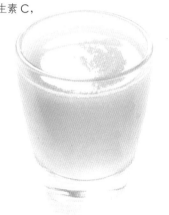

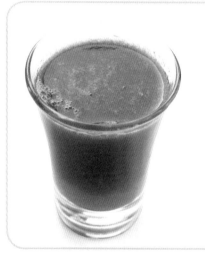

水分充足，减少油脂分泌

抗氧化，淡斑

西柚杨梅汁

原料： 杨梅 4 个，西柚半个。

做法： ① 西柚去皮，取瓤切块；杨梅去核，取肉。② 将以上材料放入榨汁机中，加适量水榨汁，倒出饮用即可。

排毒功效： 西柚搭配杨梅榨汁可以为皮肤补水，缓解油脂分泌过多的情况；还具有抗氧化功效，可以淡化色斑。

白萝卜苹果酸奶汁

原料： 白萝卜 40 克，苹果半个，酸奶 200 毫升。

做法： ① 白萝卜洗净、去皮；苹果洗净、去皮、去核，均切成小块。② 将所有材料放入榨汁机中，加适量水榨汁，加入酸奶饮用即可。

排毒功效： 白萝卜含有大量膳食纤维，有助于促进皮肤微循环；苹果可以补充维生素和水分；酸奶可以补充蛋白质。

含膳食纤维，促进皮肤微循环

补充水分，调节水油平衡

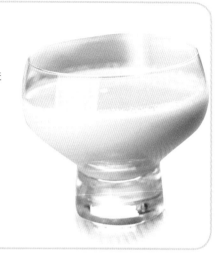

冬枣苹果汁

原料： 冬枣 10 颗，苹果 1 个，蜂蜜适量。

做法： ① 苹果洗净切块；冬枣洗净去核。② 将苹果、冬枣放入豆浆机中，加水榨汁，倒入杯中，放入蜂蜜搅拌均匀即可。

排毒功效： 二者搭配榨汁富含水分和膳食纤维，可以促进皮肤微循环，减少油脂分泌，使水油趋于平衡，缓解痘痘。

富含膳食纤维，加速代谢

含水分和有机酸，美容养颜

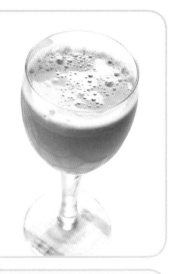

西柚番石榴汁

原料： 西柚半个，番石榴 1 个，柠檬汁适量。

做法： ① 西柚去皮，取出果肉切块；番石榴洗净切块。② 将西柚和番石榴放入榨汁机，再加入适量柠檬汁，搅打成汁后连渣一起倒入杯中，饮用即可。

排毒功效： 西柚和番石榴中含有大量的维生素 C 和花青素，可以提高皮肤抗氧化能力，减少黑色素沉着，淡化色斑。

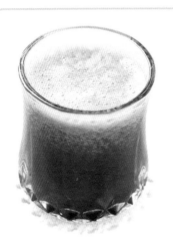

维生素 C，抗氧化

含有花青素，减少黑色素

紫甘蓝西红柿汁

原料： 紫甘蓝 50 克，西红柿 1 个，柠檬汁、蜂蜜各适量。

做法： ① 紫甘蓝洗净切片；西红柿洗净切块。② 将以上材料放入榨汁机中，加适量水榨汁，倒入杯中，放入蜂蜜、柠檬汁搅匀即可。

排毒功效： 富含膳食纤维和维生素，可以加速代谢，促进皮肤微循环，提高抗氧化能力，减少黑色素沉积。

膳食纤维，促进皮肤微循环

富含维生素 C，减少黑色素

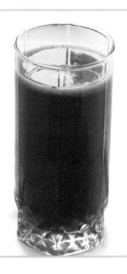

雪梨西瓜香瓜汁

原料：雪梨 200 克，西瓜 300 克，香瓜 100 克，柠檬 50 克。

做法：① 雪梨、香瓜分别洗净，梨去核，香瓜去籽，均切成块；西瓜取果肉，去籽；柠檬切碎。② 将所有原料放入榨汁机中加水榨汁，倒出饮用即可。

排毒功效：这款果蔬汁含有大量水分和微量元素，可以帮助减少油脂分泌，补充营养，使皮肤恢复活力。

水分多，补水美容

补充水分，减少油脂分泌

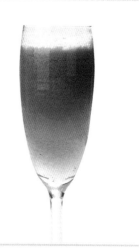

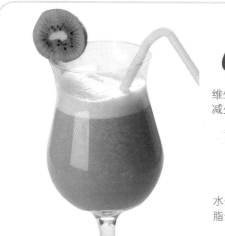

维生素 C 含量大，减少黑色素沉积

水分多，减少油脂分泌

猕猴桃橙子柠檬汁

原料：猕猴桃 100 克，橙子 200 克，柠檬 50 克。

做法：① 猕猴桃洗净，去皮，切块；柠檬、橙子洗净，去皮、去籽，切块。② 将所有材料放入榨汁机中，加适量水榨汁，倒出饮用即可。

排毒功效：猕猴桃、橙子、柠檬三者搭配含有大量的维生素 C 和有机酸，有助于抗氧化，减少黑色素沉积，淡斑美容。

西瓜鲜桃汁

原料：西瓜 500 克，鲜桃 300 克。

做法：① 西瓜取瓜瓤、去籽；鲜桃洗净，去皮、去核后切成小块。② 将西瓜块和鲜桃块放入榨汁机中，加适量水榨汁，倒出饮用即可。

排毒功效：此汁含有大量水分，有助于减少油脂分泌，为皮肤补充水分，缓解因油脂分泌过多引起的痘痘。

补水，平衡水油

补充维生素，抗氧化

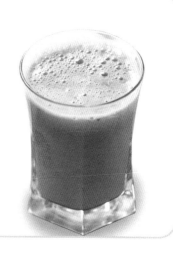

排毒养颜，美白肌肤

排毒养颜水果推荐

芒果：芒果中含有丰富的维生素 C 和维生素 E，有很强的抗氧化性，可以减少黑色素的沉积，有助于美白护肤。

蓝莓：蓝莓中丰富的维生素 C 和花青素都是清洁力很强的抗氧化剂，可以清除体内的自由基，加速皮肤代谢，修护受损细胞，使皮肤健康水嫩。

西柚：富含维生素 C 和水分，可以为皮肤补水，还具有抗氧化作用，可以减少黑色素在皮肤上附着，从而使皮肤水润、亮白。

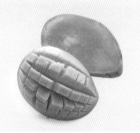

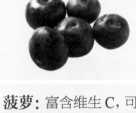

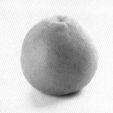

杨桃：杨桃中所含的大量果酸对于抑制黑色素的沉积有很好的效果，不但能够起到淡斑或祛斑的效果，还能保湿肌肤，对于改善油性肤质或干性肤质也有一定的效果。

菠萝：富含维生 C，可以起到抗氧化的作用，有助于抑制黑色素的形成，具有美白皮肤，淡化色斑的功效。取新鲜的菠萝果汁涂抹在脸上，还有助于消除老年斑。

鳄梨：鳄梨含有丰富的甘油酸、蛋白质及维生素，润而不腻，是天然的抗氧化剂，它不但能软化和滋润皮肤，还能收缩毛孔，使皮肤表面形成乳状隔离层，能够有效抵御阳光照射，防止晒黑晒伤。

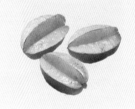

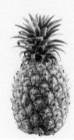

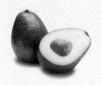

排毒养颜蔬菜推荐

菠菜: 菠菜中含有多种维生素和类胡萝卜素，可以起到抗氧化的作用，能够提高免疫力，修护受损皮肤，使皮肤恢复健康状态。

大白菜: 富含水分和膳食纤维，可以为皮肤补充水分，缓解皮肤干燥、黯淡无光；还能够加速新陈代谢，有助于排出毒素，促进皮肤微循环，增加皮肤活力。

彩椒: 彩椒富含多种维生素及微量元素，不仅可以提高皮肤抗氧化能力，减少黑色素沉淀，改善黑斑及雀斑，还可以促进血液循环，使皮肤健康有活力。

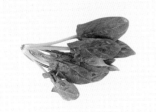
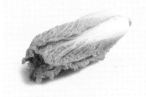
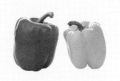

四季豆: 富含膳食纤维、维生素以及多种矿物质，可以有效促进肠胃蠕动，加速机体排毒，还可以促进肌肤的新陈代谢，有助于排毒养颜。

西红柿: 西红柿中含有丰富的水分、维生素C和番茄红素，可以为皮肤补充水分，改善皮肤干燥的情况。还可以减少黑色素沉淀，使皮肤细腻亮白。

生菜: 生菜中含有大量水分、膳食纤维和维生素，可以补水润肤，提高皮肤抗氧化能力，减少黑色素，美容淡斑。生菜还可以促进肠胃蠕动，加速脂肪代谢，是一种非常有效的减肥蔬菜。

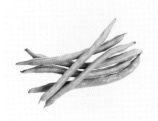
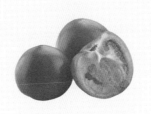
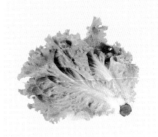

养颜果蔬汁跟我做

芒果菠菜汁

原料：芒果1个，菠菜100克，蜂蜜适量。

做法：① 芒果去核去皮，取果肉；菠菜洗净，焯烫后切块。② 将芒果和菠菜放入榨汁机，搅打成汁后倒入杯中，加蜂蜜饮用即可。

排毒功效：芒果搭配菠菜榨汁含有充足的膳食纤维和维生素，可以促进皮肤微循环，抗氧化，利于增加皮肤活力。

高膳食纤维，加速代谢

维生素含量大，抗氧化

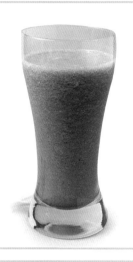

西蓝花抹茶饮

原料：西蓝花150克，抹茶1小勺，蜂蜜适量。

做法：① 西蓝花切成小朵，在沸水中焯烫，捞出。② 将西蓝花放入榨汁机，加入适量凉开水和抹茶，搅打成汁后倒入杯中，加入适量蜂蜜饮用即可。

排毒功效：西蓝花中含有大量膳食纤维和维生素，可以提高皮肤抗氧化能力，利于美白；蜂蜜可以使皮肤光滑。

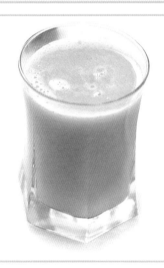

抗氧化，利于美白

润肤，使皮肤光滑

草莓蓝莓汁

原料：草莓100克，蓝莓50克。

做法：① 草莓去蒂，用淡盐水泡10分钟，洗净切块；蓝莓用盐水浸泡，用清水冲洗干净。② 将草莓和蓝莓放入榨汁机，搅打成汁后倒入杯中饮用即可。

排毒功效：草莓搭配蓝莓榨汁富含维生素C和花青素，可美容养颜。

含维生素C，抗氧化，助美白

含花青素，修复皮肤

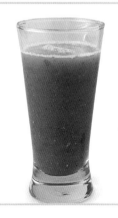

胡萝卜枸杞汁

原料：胡萝卜1根，枸杞子、柠檬汁各适量。

做法：① 胡萝卜洗净，热水焯烫后冷却，切小块；枸杞子洗净。② 将胡萝卜和枸杞子放入榨汁机，加凉开水和适量柠檬汁，搅打成汁后倒入杯中，饮用即可。

排毒功效：胡萝卜富含水分和维生素C，可以抗氧化，清除体内自由基；枸杞子可以补血，使面色红润有光泽。

维生素C，抗氧化

补血，使面色红润

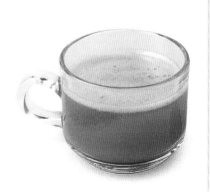

西柚黄瓜汁

原料：西柚半个，黄瓜1根，蜂蜜适量。

做法：① 西柚去皮，取出果肉，掰成瓣，去掉薄膜，切小块；黄瓜洗净，切小块。② 将西柚和黄瓜放入榨汁机，搅打成汁后倒入杯中，加蜂蜜饮用即可。

排毒功效：此汁可以为皮肤补充水分和维生素C，提高皮肤抗氧化能力，使皮肤水润嫩白。

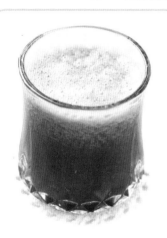

富含维生素C，清除自由基

补水，使皮肤水润

芦荟白萝卜汁

原料：鲜芦荟叶1根，白萝卜1/4根，蜂蜜适量。

做法：① 鲜芦荟叶去皮取肉，切小块；白萝卜洗净切块。② 将芦荟和白萝卜块放入榨汁机，搅打成汁后倒入杯中，加蜂蜜饮用即可。

排毒功效：芦荟具有修复作用，利于修复受损皮肤；白萝卜富含水分和膳食纤维，可以加速代谢，排出体内毒素。

修复受损皮肤

富含膳食纤维，排出毒素

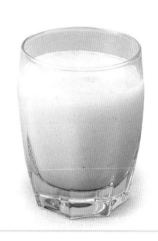

西柚菠萝汁

原料：西柚 300 克，菠萝 200 克。

做法：① 西柚去皮，取出果肉切块；菠萝去皮，洗净切块，在盐水中浸泡 30 分钟，捞出。② 将西柚和菠萝放入榨汁机，搅打成汁倒入杯中饮用即可。

排毒功效：这款果汁含有充足的水分和维生素 C，可以补水美白，还可以清除体内的自由基，利于美容。

富含维生素 C，清除体内自由基

水分充足，使皮肤水润

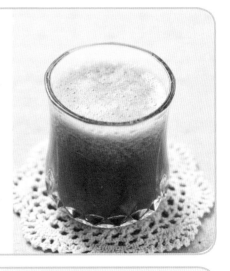

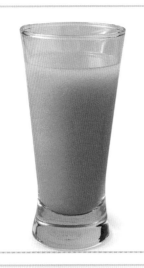

水分充足，使皮肤水润

含有多种维生素，抗氧化，美白护肤

芒果木瓜汁

原料：木瓜 150 克，芒果 1 个。

做法：① 木瓜去皮去瓤，洗净，切小块；芒果对切，去核，在切面切十字花刀，去皮取肉。② 将木瓜和芒果放入榨汁机，加适量凉开水，搅打成汁后连渣一起倒入杯中，及时饮用即可。

排毒功效：含有大量水分和维生素，可以润肤，使皮肤水润光滑；维生素可以抗氧化，利于皮肤美白。

菠萝香蕉汁

原料：菠萝 200 克，香蕉 1 根。

做法：① 菠萝去皮，洗净切块，用盐水浸泡 30 分钟；香蕉去皮，切小块。② 将菠萝和香蕉放入榨汁机，加入适量凉开水，搅打成汁后倒入杯中饮用即可。

排毒功效：菠萝富含水分和维生素 C，可以修护皮肤，补充水分；香蕉富含膳食纤维，有助于排出体内杂质，美容养颜。

富含水分和维生素 C，补水护肤

高膳食纤维，排毒养颜

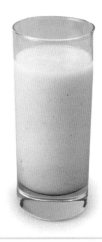

西红柿彩椒苦瓜汁

原料： 西红柿1个，彩椒1个，苦瓜1/4根，柠檬汁适量。

做法： ① 西红柿、彩椒、苦瓜分别洗净，切小块。② 将西红柿、彩椒和苦瓜放入榨汁机，搅打成汁后连渣一起倒入杯中，加入适量柠檬汁，饮用即可。

排毒功效： 这款蔬菜汁含有大量水分和维生素C，可起到抗氧化的作用，有助于减少黑色素沉积，使皮肤洁白细腻。

含维生素C，祛斑美白

清热解毒，利于肌肤排毒

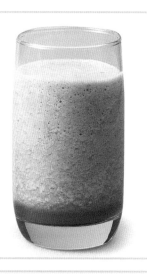

紫甘蓝番石榴黄瓜汁

原料： 紫甘蓝100克，番石榴1个，黄瓜1根，蜂蜜适量。

做法： ① 紫甘蓝、黄瓜分别洗净切块；番石榴洗净去籽，切块。② 将以上材料放入榨汁机，搅打成汁后倒入杯中，加蜂蜜饮用即可。

排毒功效： 紫甘蓝含膳食纤维，可促进肌肤微循环；番石榴富含花青素，能减少黑色素沉积；黄瓜可以补水美白。

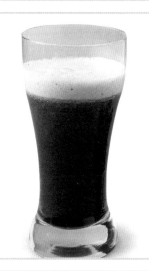

含膳食纤维，加速代谢

补水养颜

黄瓜蜜香饮

原料： 黄瓜1根，香茅10克，蜂蜜适量。

做法： ① 黄瓜洗净，切小块；香茅煮水，去渣留汁，冷却到常温。② 将黄瓜放入榨汁机，加入香茅水，搅打成汁后倒入杯中，加入适量蜂蜜，饮用即可。

排毒功效： 黄瓜富含水分，可以为皮肤补充水分，美白养颜；香茅有发汗解热作用，有助于帮助皮肤排毒。

水分充足，补水美白

发汗解热，排毒养颜

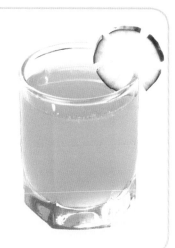

胡萝卜柿子柚子汁

原料：胡萝卜、柚子各100克，柿子50克。

做法：① 胡萝卜、柿子、柚子分别洗净；胡萝卜去皮，柚子去皮，柿子去皮去籽均切成小块。② 将以上材料放入榨汁机中，加适量水榨成汁，倒出饮用即可。

排毒功效：这款果蔬汁富含水分和维生素C，有助于为皮肤补充水分，减少黑色素沉积，起到美白亮肤的作用。

富含维生素C，抗氧化

补充水分，使皮肤水润

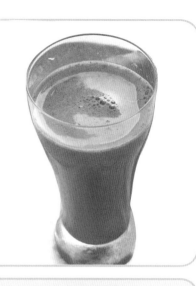

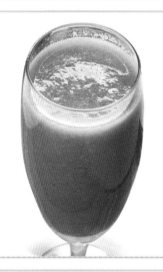

维生素C，抗氧化

富含膳食纤维，促进皮肤微循环

芒果椰子香蕉汁

原料：芒果、香蕉各100克，椰子300克，牛奶250毫升。

做法：① 椰子切开，取椰汁；芒果去皮去核；香蕉去皮切块。② 将以上材料放入榨汁机，加入牛奶榨成汁，倒入杯中饮用即可。

排毒功效：芒果、香蕉和椰子搭配榨汁含有维生素C和水分，可以补水美白；牛奶含蛋白质，有助于美白护肤。

柳橙圆白菜汁

原料：柳橙、苹果各200克，圆白菜、胡萝卜各50克。

做法：① 圆白菜、胡萝卜、柳橙、苹果分别洗净切块。② 将所有原料放入榨汁机中，加适量水榨成汁，倒出饮用即可。

排毒功效：多种水果蔬菜的融合富含充足的水分、维生素C和矿物质，可以补充多种营养物质，利于美容护肤。

富含维生素C，减少黑色素

富含膳食纤维，加速代谢

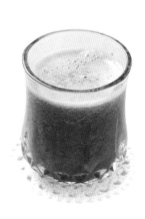

鳄梨苹果汁

原料： 鳄梨1个，苹果1个，柠檬汁适量。

做法： ① 鳄梨去核，挖出果肉，切成薄片；苹果洗净切块。② 将鳄梨、苹果和柠檬汁放入榨汁机，加入适量凉开水，搅打成汁后倒入杯中，饮用即可。

排毒功效： 鳄梨搭配苹果榨汁既含有丰富的水分和维生素，起到补水美白的作用；又含有蛋白质，可以美白护肤。

富含水分和维生素，补水美白

含有蛋白质，美容护肤

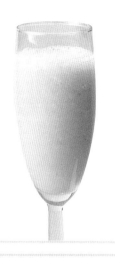

大白菜香瓜猕猴桃汁

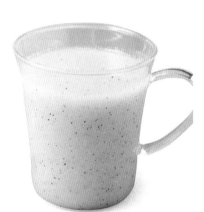

维生素C，减少黑色素

水分多，补水嫩肤

原料： 大白菜100克，香瓜1个，猕猴桃1个。

做法： ① 大白菜洗净切片，用沸水焯烫；香瓜去瓤洗净，切小块；猕猴桃挖出果肉切块。② 将以上材料放入榨汁机，搅打成汁后倒入杯中，及时饮用即可。

排毒功效： 这款果蔬汁富含水分和维生素C，可以促进皮肤微循环，使肤质健康有活力，还能减少黑色素，美白皮肤。

葡萄菠萝雪梨汁

原料： 葡萄100克，菠萝200克，雪梨1个。

做法： ① 菠萝去皮，洗净切块，在盐水中浸泡30分钟；葡萄洗净；雪梨洗净切块。② 将葡萄、菠萝和雪梨放入榨汁机，搅打成汁后倒入杯中，饮用即可。

排毒功效： 这款果汁水分充足，酸甜可口，富含维生素C，有助于清除体内自由基，使皮肤水润亮白。

含有花青素，抗氧化

富含维生素C，减少黑色素

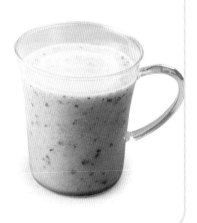

防治脱发，抵抗衰老

防脱发、抗衰老水果推荐

桑葚： 桑葚中含有乌发素，可以使头发乌黑亮泽；桑葚还含有丰富的活性蛋白、维生素、氨基酸和多种矿物质，可以为人体补充多种营养，有助于提高免疫力，延缓衰老。

番石榴： 番石榴中富含抗氧化成分维生素C和番茄红素，能有效减少自由基对皮肤的损害，可以修护受损皮肤，使皮肤水润、细腻，延缓衰老。

猕猴桃： 含有大量的水分和维生素C，可以补充水分，减少油脂分泌，有助于缓解皮肤和头皮出油，缓解脂溢性脱发。丰富的维生素C具有很强的抗氧化性，有助于延缓皮肤衰老。

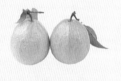

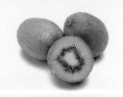

木瓜： 木瓜所含的木瓜酵素近似人体生长激素，多吃可令人保持青春，延缓衰老。其中所含有的丰富维生素C、铁、钾、钙等物质可以为头发提供多种营养，去除老废蛋白质堆积，为头皮提供深层洁净和滋养。

金橘： 金橘中富含大量的维生素C和水分，具有刺激头皮新陈代谢的作用，去除老化角质，利于头发生长。同时其清新香味能够让人精神放松，起到提神醒脑的作用。

水蜜桃： 水蜜桃所含的营养成分有维生素、蛋白质、脂肪、糖、钙、磷、铁等，具有深层滋润和紧实肌肤的作用，使肌肤润泽有弹性，而且能增进皮肤抵抗力。同时多种营养物质还能使头发保湿和滋润，增强头发的柔软度。

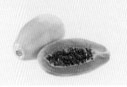

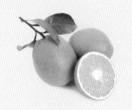

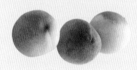

防脱发、抗衰老蔬菜推荐

生姜： 生姜具有生发作用，用生姜水清洗头皮，对毛发有很好的滋养效果，能防治头发的掉落，同时还能预防头皮屑。生姜含有维生素 C 等抗氧化成分，可以清除机体内部的自由基，延缓衰老。

芹菜： 芹菜富含 B 族维生素、蛋白质、碳水化合物和钙、磷、铁等矿物质，可以为人体补充多种营养物质，提高机体免疫力，恢复活力，有助于延缓衰老。

圆白菜： 圆白菜中含有丰富的维生素 C、维生素 E、β - 胡萝卜素等物质，具有很强的抗氧化作用，可以清除体内自由基，去除老化角质，有助于修复受损细胞，起到延缓衰老的作用。

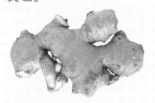
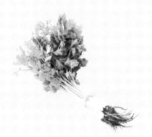
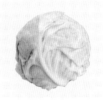

胡萝卜： 胡萝卜中含有多种维生素和胡萝卜素，具有很强的抗氧化性，可以清除体内自由基，有助于清理老化角质，滋润皮肤，延缓衰老。

冬瓜： 冬瓜含有大量水分，可以减少油脂分泌，有助于调节头皮的水油状态，减少脂溢性脱发；冬瓜中含有多种维生素和钙、钾、磷等物质，可以为头皮提供多种营养，有助于头发生长。

洋葱： 洋葱具有杀菌消炎的作用，可以减少毒素对人体的侵袭；洋葱富含硒元素。硒是一种抗氧化剂，能消除体内的自由基，增强细胞的活力和代谢能力，具有防癌抗衰老的功效。

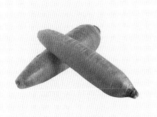
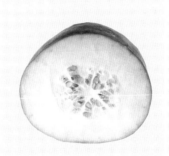
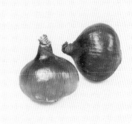

固发果蔬汁跟我做

木瓜黑芝麻酸奶

原料：木瓜 150 克，黑芝麻 10 克，酸奶 200 毫升，蜂蜜适量。

做法：① 木瓜去皮去瓤，洗净，切小块；黑芝麻炒熟，磨成粉。② 将木瓜和黑芝麻放入榨汁机，倒入酸奶，搅打成汁后倒出加蜂蜜饮用即可。

排毒功效：木瓜中富含维生素 C 和微量元素，可补充营养；黑芝麻可乌发。

木瓜含钙、铁、钾等矿物质，为头皮补充营养

乌发，使头发乌黑

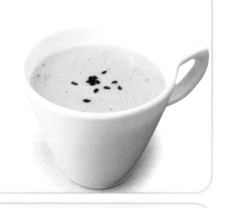

猕猴桃葡萄芹菜汁

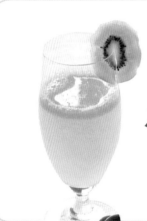

补充维生素

花青素具有抗氧化作用

含膳食纤维，加速代谢

原料：猕猴桃 2 个，葡萄、芹菜各 50 克，蜂蜜适量。

做法：① 猕猴桃洗净，去皮，切成小块；葡萄洗净、去籽；芹菜洗净，留叶切粒。② 将以上所有原料放入豆浆机中，加适量水榨成汁，饮用时加入蜂蜜即可。

排毒功效：这款果蔬汁富含维生素 C 和水分，可以调节水油平衡，缓解脱发。

桑葚香蕉牛奶

原料：桑葚 10 克，香蕉 1 根，牛奶 200 毫升。

做法：① 桑葚用淡盐水浸泡 20 分钟，用清水洗净；香蕉去皮切小块。② 将桑葚、香蕉和牛奶放入榨汁机，搅打成汁，倒入杯中饮用即可。

排毒功效：桑葚中含有特殊的黑发素，可以使头发乌黑；香蕉可以促进头皮血液循环，保持头皮健康。

桑葚具有乌发作用

加速代谢，促进血液循环

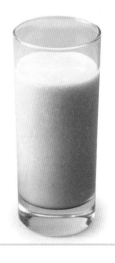

胡萝卜鳄梨苹果汁

原料： 鳄梨、苹果各 100 克，胡萝卜 50 克，柠檬汁适量。

做法： ① 鳄梨、苹果洗净，去皮、去核，切成小块；胡萝卜洗净、去皮，切成小块。② 将所有材料一起放入榨汁机中榨成汁，加入柠檬汁调味即可。

排毒功效： 含有丰富的水分、维生素 C 和多种微量元素，可以为皮肤补充多种营养，保证头皮健康，减少脱发掉发。

 富含维生素 C，可清除自由基

 为头皮补充蛋白质

 富含水分，缓解头皮出油

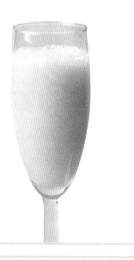

冬瓜生姜汁

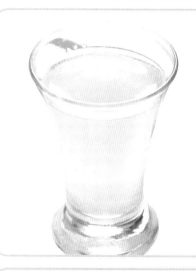

补充水分，减少头皮出油

具有生发作用

原料： 冬瓜 200 克，生姜 20 克，蜂蜜适量。

做法： ① 冬瓜洗净，切小块（不去皮、不去瓤、不去子）；生姜洗净切成末。② 将冬瓜和生姜放入榨汁机，搅打成汁后倒入杯中，加入蜂蜜饮用即可。

排毒功效： 冬瓜富含水分，可以为头皮补充水分，减少油脂分泌；生姜具有生发功效，利于头发生长。

苹果桂圆莲子汁

原料： 莲子 30 克，桂圆 10 克，苹果 200 克，巧克力酱 10 克。

做法： ① 莲子洗净，去心；桂圆去皮，去核；苹果洗净，去核，切成块。② 将三种食材放入榨汁机中，加适量水榨成汁，加入巧克力酱搅拌均匀即可饮用。

排毒功效： 莲子和桂圆具有清热祛火的作用，可帮助头皮排毒；苹果富含水分和多种微量元素，可为头皮补充营养。

 减少油脂分泌

 补血养气，滋养头皮

 清热凉血

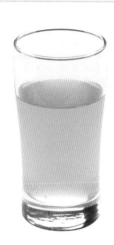

猕猴桃桑葚奶

原料：桑葚 10 克，猕猴桃 1 个，牛奶 200 毫升。

做法：① 桑葚用淡盐水浸泡 20 分钟，用清水洗净；猕猴桃挖出果肉，切小块。② 将桑葚、猕猴桃和牛奶放入榨汁机，搅打成汁，倒入杯中后饮用即可。

排毒功效：桑葚具有乌发作用；猕猴桃富含维生素 C，可清除体内自由基，延缓衰老；牛奶可以补充优质蛋白质。

富含维生素 C，抗氧化，延缓衰老

乌发亮发

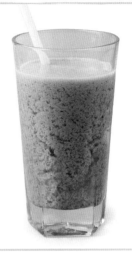

黄瓜生姜汁

原料：黄瓜 300 克，生姜 20 克，蜂蜜适量。

做法：① 黄瓜、生姜分别洗净；黄瓜切成块，生姜去皮切碎。② 将以上原料放入榨汁机中，榨成汁加蜂蜜调味即可。

排毒功效：黄瓜富含水分，可以为头皮补水，减少油脂分泌，有助于保持头皮水油平衡，减少因油脂分泌过多引起的脱发；生姜具有生发功效。

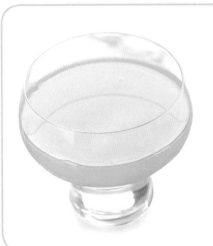

补水，控油

利于头发生长

木瓜哈密瓜奶

原料：木瓜 150 克，哈密瓜 300 克，牛奶 200 毫升。

做法：① 木瓜、哈密瓜分别去皮去瓤，洗净，切小块。② 将木瓜、哈密瓜放入榨汁机，倒入牛奶，搅打成汁后倒入杯中，及时饮用即可。

排毒功效：木瓜搭配哈密瓜榨汁含有大量水分和多种微量元素，有助于为人体补充能量；牛奶可以补充蛋白质。

含多种营养物质，提供能量

富含维生素，抗氧化

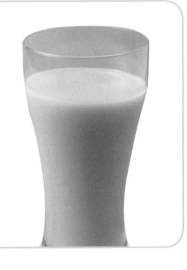

芹菜桑葚红枣汁

原料： 桑葚 30 克，红枣 50 克，芹菜 100 克，蜂蜜适量。

做法： ① 桑葚洗净，用淡盐水浸泡 20 分钟；红枣洗净去核；芹菜洗净，切碎。② 将所有原料放入榨汁机中，加适量水榨成汁，饮用时调入适量蜂蜜即可。

排毒功效： 芹菜中的膳食纤维可以加速新陈代谢，排出体内毒素；桑葚具有乌发的功效；红枣美容养颜，调节气色。

高膳食纤维，加速代谢

使头发乌黑、有光泽

调养气血，美容养颜

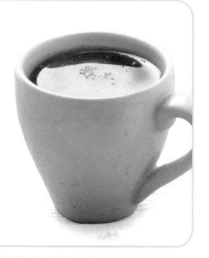

黑芝麻葡萄酸奶

原料： 葡萄 100 克，黑芝麻 10 克，酸奶 200 毫升。

做法： ① 葡萄洗净；黑芝麻炒熟后，碾碎。② 将葡萄和黑芝麻放入榨汁机，加入适量凉开水和酸奶，搅打成汁后倒入杯中，饮用即可。

排毒功效： 黑芝麻具有乌发的作用；葡萄中的花青素具有很强的抗氧化性，可以延缓衰老；酸奶可以补充蛋白质。

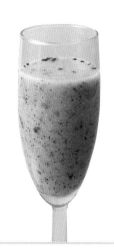

具有乌发功效

含花青素，抗氧化

杨桃猕猴桃汁

原料： 猕猴桃 2 个，杨桃半个，冰糖适量。

做法： ① 猕猴桃洗净，去皮切块；杨桃洗净切块。② 将猕猴桃、杨桃块放入豆浆机中，加适量水榨成汁，制作好后倒出，加入冰糖调味即可。

排毒功效： 二者搭配含有大量水分、维生素 C 和多种有机酸，可为皮肤补充水分，使肌肤水润，延缓皮肤衰老。

富含果酸，护肤美容

富含维生素 C，抗氧化

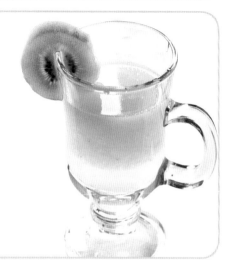

紫甘蓝葡萄汁

原料：紫甘蓝、葡萄各 100 克，蜂蜜适量。

做法：① 紫甘蓝洗净切块；葡萄洗净。② 将紫甘蓝和葡萄放入榨汁机，搅打成汁后倒入杯中，加入适量蜂蜜饮用即可。

排毒功效：紫甘蓝含花青素，可以抗氧化，延缓衰老；葡萄中的维生素可以减少黑色素沉积，使肌肤细腻洁白。

富含花青素，可清除体内自由基

富含维生素，减少黑色素

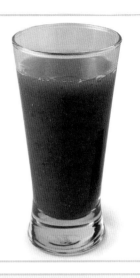

狝猴桃抹茶豆浆

富含维生素 C，抗氧化

补充人体所需的蛋白质

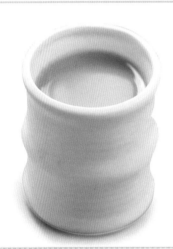

原料：狝猴桃 1 个，抹茶 10 克，黄豆豆浆 200 毫升。

做法：① 狝猴桃切开两端，用勺挖出果肉，切小块。② 将狝猴桃放入榨汁机，加入抹茶及黄豆豆浆，搅打成汁后倒入杯中，饮用即可。

排毒功效：狝猴桃中含有大量维生素 C，具有抗氧化性，可以清除体内的自由基；搭配豆浆可以补充蛋白质。

茴香甜橙姜汁

原料：橙子 200 克，生姜 20 克，茴香茎 50 克，柠檬汁适量。

做法：① 橙子洗净，去皮去籽，切块；生姜洗净切块；茴香茎洗净切段。② 将以上材料放入榨汁机中，加入适量水榨成汁，倒出饮用即可。

排毒功效：这款果蔬汁含大量水分和维生素 C，可以为机体补充营养，修护受损皮肤；生姜还具有生发的作用。

具有抗氧化性，可清除体内自由基

富含维生素 C，抗氧化，延缓衰老

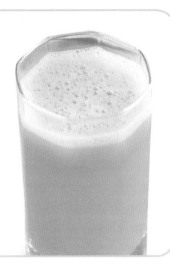

南瓜黑芝麻牛奶

原料：南瓜 50 克，黑芝麻 10 克，牛奶 200 毫升，蜂蜜适量。

做法：① 南瓜去皮去瓤洗净，蒸熟，切块；黑芝麻炒熟后碾碎。② 将南瓜、黑芝麻和牛奶放入榨汁机，搅打成汁后倒入杯中，加入适量蜂蜜饮用即可。

排毒功效：南瓜含有大量膳食纤维，可以加速代谢，有助于排出毒素；黑芝麻可以乌发；牛奶可以为人体提供蛋白质。

高膳食纤维，加速代谢

具有乌发功效

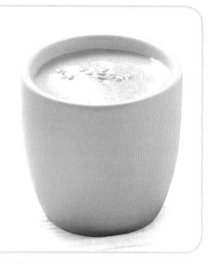

木瓜玉米奶

原料：木瓜 100 克，熟玉米 500 克，牛奶 250 毫升，蜂蜜适量。

做法：① 木瓜洗净，去皮、去籽，切成小块；搓下煮熟的玉米粒。② 将以上材料一同放入榨汁机中，加入牛奶搅打成汁，加入蜂蜜调味即可。

排毒功效：木瓜搭配玉米榨汁可延缓衰老，有助于修复受损皮肤；牛奶富含优质蛋白质，利于美容养颜。

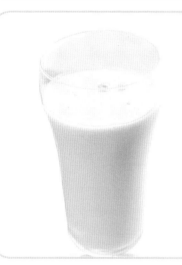

富含维生素 C，抗氧化

富含维生素 E，延缓衰老

芹菜柚子姜味汁

原料：芹菜、葡萄柚各 100 克，生姜 10 克，柠檬汁适量。

做法：① 芹菜洗净，切成小段；葡萄柚洗净，切成小块；生姜洗净，切碎。② 将所有材料放进榨汁机中，加适量水榨汁，再加入柠檬汁调味即可。

排毒功效：这款果蔬汁含有大量水分、膳食纤维和维生素 C，可以加速新陈代谢，延缓衰老；生姜还有利于头发生长。

高膳食纤维，加速新陈代谢

富含水分，补水润肤

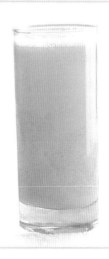

增强免疫力，恢复活力

增强免疫力水果推荐

葡萄：葡萄中含有对眼睛有益的花青素，还能够抗衰老、提高免疫力。葡萄果皮中的花青素含量高于果肉，榨汁时要连同果皮一起榨汁。

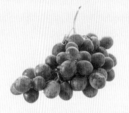

火龙果：火龙果含有多种维生素和植物蛋白、矿物质、膳食纤维含量也很丰富，有很强的抗氧化性，有助于提高免疫力，对于保护心脑血管、抗肿瘤等都有功效。

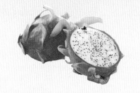

梨：梨中含有充足的水分和多种维生素，具有抗氧化能力，有助于提高人体免疫力；梨可以生津止渴，润肺止咳，有利于缓解感冒引起的咳嗽、咽痛等症状。

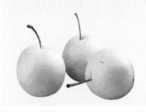

荸荠：荸荠汁水充足，可以为人体补充水分，滋润肠道，起到缓解便秘的作用；还可以润肺生津，具有止咳功效，可以减轻感冒、咽痛等症状。

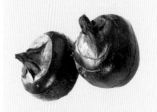

桂圆：桂圆含有丰富的葡萄糖、蔗糖、蛋白质和铁、钾等物质，在为人体提供热能、补充营养的同时，又能促进血红蛋白再生，补气养血，有助于减缓因贫血造成的心悸、心慌、失眠、健忘等症状。

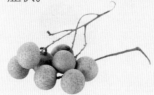

橙子：橙子富含维生素C和水分，具有很强的抗氧化性，可以清除体内自由基，提高机体免疫力，其浓郁的香味可以醒脑提神，橙子皮还可以泡水，能够润肺止咳。

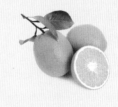

增强免疫力蔬菜推荐

香菇: 香菇中含有较多的 B 族维生素、蛋白质、不饱和脂肪酸和钙、磷、钾、铁等矿物质，还含有多种人体必需的氨基酸，所以常吃香菇不但能补给人体所需的营养物质，还可以改善贫血，提高免疫力，增强抗病能力。

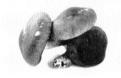

莲藕: 莲藕性寒，味甘，可以生津止渴，具有清热解毒的功效，有助于缓解感冒引起的发热、咽喉干痛等症状。莲藕中铁、钾、锌等微量元素含量丰富，这些微量元素有益于红细胞的产生，缺铁性贫血的人经常吃莲藕，具有益气补血的功效。

芹菜: 芹菜是人们餐桌上常见的一种蔬菜，具有多种功效。芹菜中的膳食纤维可以促进肠胃蠕动，有助于排出毒素，缓解便秘；芹菜富含钙、磷、铁等元素，可以补气养血；芹菜中的有机酸还具有降血压的功效。

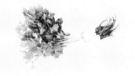

苦瓜: 苦瓜性寒，可以消热解暑，非常适合夏天食用。苦瓜中的苦瓜苷和苦味素能够增进食欲，有利于改善消化不良；苦瓜的新鲜汁液含有苦瓜苷和类似胰岛素的物质，具有良好的降血糖作用；苦瓜中的维生素 C 含量也很大，可以清除体内自由基，提高人体免疫力。

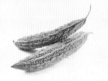

海带: 海带中含有丰富的碘，具有预防甲状腺肿和维持甲状腺正常的功能；海带中的甘露醇经常食用可以利尿消肿，减轻肾脏负担；海带富含膳食纤维，可以促进肠胃蠕动，有助于排除体内毒素，使身体更加健康。

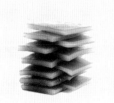

白萝卜: 含有充足的水分和大量膳食纤维，可以润肠、排便、通气，有助于体内毒素的排出；白萝卜中维生素 C、叶酸和钙、磷、铁、钾的含量较高，可以补充人体所需的多种营养，提高免疫力和抗病能力。

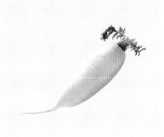

健体果蔬汁跟我做

生菜雪梨汁

原料： 生菜 100 克，雪梨 1/4 个，柠檬汁、蜂蜜各适量。

做法： ① 生菜洗净切片；雪梨洗净切块。② 将生菜片和雪梨块放入榨汁机中，加水榨成汁，加柠檬汁和蜂蜜调味即可。

排毒功效： 生菜具有清热爽神、清肝利胆的功效；雪梨具有凉心降火、养阴清热的功效。

清热解毒，补充维生素

清热，祛火，润肺

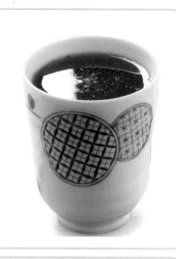

莲藕橘皮蜜汁

原料： 莲藕 100 克，新鲜橘皮 20 克，蜂蜜适量。

做法： ① 莲藕洗净、去皮切块；新鲜橘皮洗净，用盐水浸泡后切小块。② 将莲藕、橘皮放入榨汁机中，加适量凉开水榨汁，调入蜂蜜即可。

排毒功效： 莲藕可以清热祛火，橘皮可以润喉止咳，二者搭配有利于缓解感冒引起的咳嗽、咽痛。

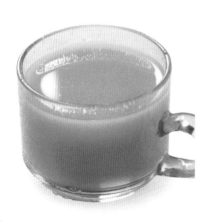

清热解毒，祛火

生津止渴，润喉

胡萝卜芒果橙汁

原料： 胡萝卜 1 根，芒果、橙子各 80 克。

做法： ① 将所有原料分别洗净、去皮，苹果、芒果去核，橙子去籽，均切成小块。② 将所有食材放入榨汁机，加适量水榨汁，饮用即可。

排毒功效： 这款果蔬汁可以补充多种维生素和抗氧化成分，增强免疫力。

高膳食纤维，加速新陈代谢

水分充足，补水

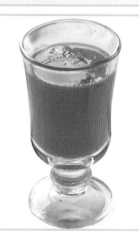

菠萝红椒杏汁

原料：菠萝 100 克，红椒、杏各 50 克。

做法：① 菠萝去皮切块，用淡盐水浸泡 30 分钟；红椒洗净去籽，切块；杏洗净去核，切块。② 将菠萝块、红椒块和杏块放入榨汁机，加水榨成汁饮用即可。

排毒功效：这款果蔬汁含有多种维生素，具有抗氧化能力，可清除体内自由基，增强机体免疫力，缓解疲劳。

富含水分和维生素

富含维生素 C，抗氧化作用强

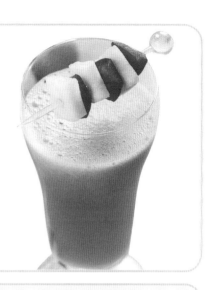

白萝卜鸭梨橄榄汁

原料：白萝卜、鸭梨各 100 克，橄榄 50 克。

做法：① 白萝卜、橄榄、鸭梨分别洗净，橄榄、鸭梨去核。② 将所有材料均切成小块，放入榨汁机中，加入适量水榨成汁饮用即可。

排毒功效：白萝卜、鸭梨搭配橄榄榨汁，水分充足，具有利咽生津的功效，这款果蔬汁特别适合急性咽炎者饮用。

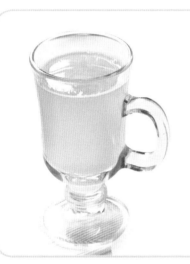

生津止渴，润喉

利咽润喉

胡萝卜蛋黄菜花汁

原料：胡萝卜 200 克，熟蛋黄 1 个，菜花 50 克。

做法：① 胡萝卜洗净，切成小块；菜花洗净，掰成小朵。② 将胡萝卜、菜花和熟蛋黄一起放入榨汁机，加适量水榨成汁，饮用即可。

排毒功效：这款蔬菜汁含有充足的维生素 C 和钙、磷、铁等微量元素，可以为人体补充多种营养，提高机体免疫力。

富含维生素 C，抗氧化

高膳食纤维，加快代谢

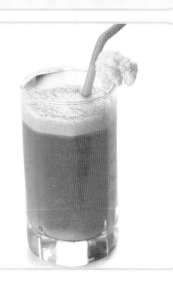

香蕉猕猴桃荸荠汁

原料: 香蕉、猕猴桃各 100 克,荸荠 50 克,山楂 20 克。

做法: ① 香蕉、猕猴桃分别去皮切块;荸荠洗净去皮,切成小块,用水煮 5 分钟;山楂洗净,去核切成小块。② 将所有原料放入榨汁机中加水榨成汁即可。

排毒功效: 香蕉含有大量膳食纤维,可加快代谢;猕猴桃富含维生素 C,具有抗氧化的作用;荸荠可以润肺止咳。

富含膳食纤维,清肠排毒

富含维生素 C,抗氧化

生津止渴,润肺化痰

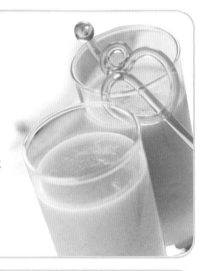

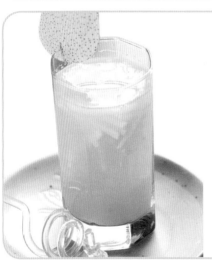

生津止咳,通气

清热解毒,祛火

滋阴润肺,化痰止咳

白萝卜莲藕梨汁

原料: 白萝卜 50 克,莲藕、鸭梨各 100 克,蜂蜜适量。

做法: ① 白萝卜、莲藕分别洗净,去皮切块;鸭梨洗净去核切块。② 将白萝卜块、莲藕块、梨块放入榨汁机中,加适量水榨成汁,加入蜂蜜调味即可。

排毒功效: 白萝卜、莲藕和鸭梨都含有大量水分,可以滋阴润肺,止咳化痰,可以缓解感冒、咳嗽症状。

百合圆白菜蜜饮

原料: 鲜百合、圆白菜叶各 50 克,蜂蜜适量。

做法: ① 鲜百合掰开、洗净;圆白菜洗净,切小片。② 将百合、圆白菜放入榨汁机中榨成汁,加蜂蜜调味即可。

排毒功效: 圆白菜含有大量膳食纤维,可以促进肠道蠕动,排出体内毒素;百合具有清心润肺、止咳化痰的功效,而且有助于安眠。

促进肠道蠕动,加速代谢

清心润肺,镇定安眠

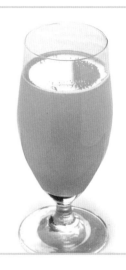

洋葱胡萝卜黄瓜汁

原料： 洋葱1个，胡萝卜1根，黄瓜1根。

做法： ① 黄瓜和胡萝卜均洗净，切成小块；洋葱洗净去皮，切同等大小的块。② 将以上材料放入榨汁机中，加适量水榨成汁，倒出饮用即可。

排毒功效： 这款蔬菜汁含多种维生素以及钙、磷、镁等矿物质，可以补充人体所需的多种营养，可杀菌、增强免疫力。

杀菌解毒，缓解感冒症状

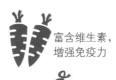

富含维生素，增强免疫力

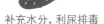

补充水分，利尿排毒

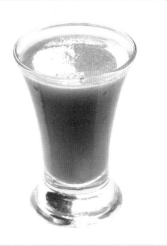

姜枣橘子汁

原料： 橘子300克，红枣50克，姜适量。

做法： ① 将橘子洗净，连皮切成小块；红枣洗净、切开，去核；姜洗净，切碎。② 将所有原料放入榨汁机，加适量水榨成汁，饮用即可。

排毒功效： 姜和红枣搭配可以补气养血；橘子中含有大量维生素C，可以抗氧化，提高机体免疫力。

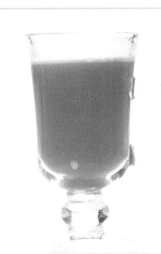

温中行气，活血

调养气血，排毒养颜

莲藕红彩椒汁

原料： 莲藕60克，红彩椒半个，苹果1/4个。

做法： ① 莲藕洗净，去皮，切块；红彩椒洗净，去籽，切块；苹果洗净，去核，切块。② 将所有材料放入豆浆机中，加适量水用豆浆档榨成汁即可。

排毒功效： 莲藕可祛瘀生津、消除疲劳、振奋精神；莲藕、红彩椒、苹果都富含维生素C，可以提高免疫力，抵抗流感。

清热凉血，抗流感

含大量维生素C和微量元素

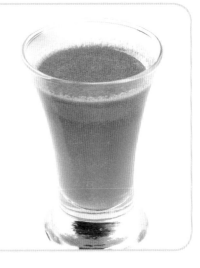

菠萝苹果芦荟汁

原料： 菠萝、苹果各半个，芦荟 20 克，蜂蜜适量。

做法： ① 菠萝去皮，洗净切块，用盐水浸泡 10 分钟；芦荟去皮洗净切段；苹果洗净切块。② 将以上材料放入榨汁机中，加水榨成汁，倒出加蜂蜜调味即可。

排毒功效： 菠萝可清热解暑、生津止渴；芦荟富含维生素和矿物质，可补充多种营养物质，促进血液循环。

清热生津，利尿

高膳食纤维，加速代谢

补充多种营养，清体排毒

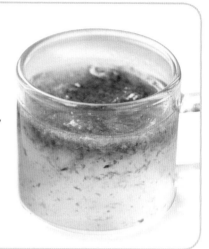

枇杷橘皮汁

原料： 枇杷 12 个，新鲜橘皮 20 克，蜂蜜适量。

做法： ① 枇杷洗净去皮去核，切块；橘皮撕成小块。② 将枇杷、新鲜橘皮放入榨汁机中榨成汁，倒出加入蜂蜜即可。

排毒功效： 枇杷中含有多种矿物质和维生素，具有润肺、化痰、止咳的功效；橘皮具有理气燥湿、化痰止咳、健脾胃的功效，可用于防治胸闷咳嗽。

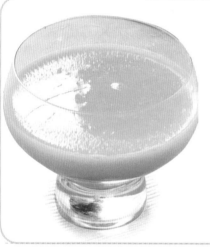

润肺化痰止咳

可理气，燥湿化痰

雪梨荸荠汁

原料： 荸荠 2 个，雪梨半个，蜂蜜适量。

做法： ① 荸荠洗净去皮，在开水中煮 5 分钟，切成小块；雪梨洗净切块。② 将荸荠、雪梨放入榨汁机中，加适量水榨汁，倒入杯中，加入蜂蜜搅拌均匀即可。

排毒功效： 雪梨有润肺消痰、清热生津的作用；荸荠具有清热止渴、利湿化痰等功效，可缓解咽喉肿痛等症状。

富含水分，清热生津

清热解毒，缓解咽喉疼痛

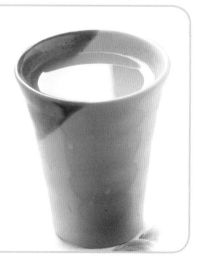

苹果胡萝卜菠菜汁

原料：苹果1个，胡萝卜半根，菠菜、芹菜各30克，蜂蜜、柠檬汁各适量。

做法：① 苹果、胡萝卜洗净切块；菠菜和芹菜洗净切碎。② 将以上材料放入豆浆机中榨成汁，加蜂蜜、柠檬汁调味即可。

排毒功效：多种果蔬富含膳食纤维和维生素，有助于清肠排毒，提高免疫力。

高膳食纤维，清肠排毒

维生素含量丰富，抗氧化

富含维生素，提高免疫力

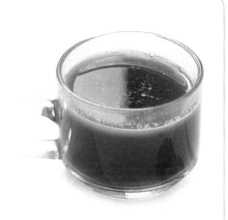

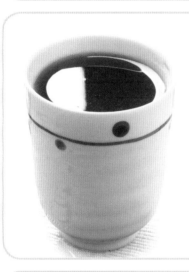

高膳食纤维，降血压

富含碘，减少胆固醇沉积

含维生素，具有抗氧化作用

芹菜海带黄瓜汁

原料：芹菜50克，海带30克，黄瓜半根，柠檬汁适量。

做法：① 海带洗净，泡水，煮熟；黄瓜洗净切块；芹菜洗净，带叶切碎。② 将以上材料放入榨汁机中，加适量水榨汁，滤去蔬菜残渣即可。

排毒功效：海带富含的碘可以减少胆固醇沉积，黄瓜、芹菜可抗氧化，三者搭配，可以预防动脉硬化。

生姜萝卜汁

原料：生姜30克，白萝卜半根，柠檬汁适量。

做法：① 生姜洗净，切小块；白萝卜洗净，切块。② 将生姜、白萝卜放入榨汁机中，加适量水榨汁，榨好过滤后倒入杯中，加入柠檬汁调匀即可。

排毒功效：生姜可驱寒，白萝卜有清热生津、凉血止血、化痰止咳等作用，二者搭配非常适合治疗风寒感冒。

发散风寒，利于治疗流感

清热生津，止咳化痰

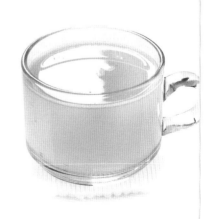

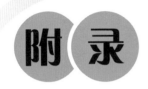

排毒也要分四季

　　排毒要注意四季的变化，不同的季节人体会产生不同的状态，季节、天气的变化会影响人的情绪、身体状态、健康，甚至是容貌。了解身体特点，对应不同季节，掌握正确的排毒方法，让美丽由内而生。

春季排毒

　　春季里万物生发，体内阳气经过整个冬季的积累，也开始蠢蠢欲动，此时最适合通过运动来保健身体。中医理论认为，春季肝气运行，适合吃些绿色食物，以养肝、养肺。

◆多吃富含蛋白质的食物，如鱼、肉、豆制品等。

◆多吃富含膳食纤维的食物，如绿叶蔬菜、粗粮以及苹果、梨等水果。

◆多运动，可尝试慢跑、登山、户外徒步等。

夏季排毒

　　夏季天气热，人体水分蒸发快，体内易淤积毒素，不仅容易出现痘痘、肤色暗沉等皮肤问题，更容易导致多种健康问题，如肌肉酸痛、疲倦等，所以夏季也应坚持排毒。

◆少食冷食，多食热食，吃热食后易出汗，有利于祛除体内暑气、湿气。

◆适当饮用新鲜蔬果汁，加快身体新陈代谢，促进体内毒素的排出。

◆适量运动，可以进行散步、瑜伽、羽毛球等不太剧烈的运动，有助于排汗。

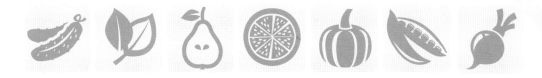

秋季排毒

在经历了夏季的暑热之后，干燥的秋季随之而来。肌肤在夏秋季节交替之时，很容易出现暗黄、色斑等问题，也变得更容易出油。又因炎热夏季积累的毒素易在此时爆发，所以很容易出现上呼吸道感染情况。因此，秋季养生要注意排毒。

◆秋季排毒宜先排后补，宜多进食富含水分的蔬菜水果。

◆每天要保证足够的睡眠。人体处于睡眠状态时，是细胞进行修复并补充所需养分的最佳时期，如果长期睡眠不足，受损细胞就无法得到修复。

◆给生活舒舒压，尽量释放负面情绪，消除身体的情绪毒素。多补充正面能量，减轻精神压力。

◆秋季的疲劳也可以通过按摩缓解。按摩可以增强血液循环和身体代谢，促进毒素的排出。

◆多进行户外活动，做做深呼吸。

冬季排毒

冬季天气寒冷，大多数人都放弃了原来的运动计划，不运动，再加上摄入食物热量较高，身体新陈代谢自然变慢，所以很多人在冬季都会出现体重增加、长出小肚腩的情况，这些身体信号都是在告诉你：要排毒了。

◆注意肾脏排毒，冬季为养肾的好季节，宜适量多吃养肾补肾的食物，如黑豆、羊肉、土豆、胡萝卜等。

◆要保证蔬菜、水果的摄入，注意降低糖、盐以及脂肪摄入量。

◆做做按摩，每天临睡前或者洗澡后，双手微微用力，按揉双侧足底涌泉穴，每天30~50次，以按摩部位微微发热为宜。

◆冬季每周蒸一次桑拿可以加快新陈代谢，起到排毒养颜的功效。蒸桑拿前饮一杯水可帮助加速排毒。蒸桑拿的过程中要多喝水，可以使排毒效果更好。

图书在版编目（CIP）数据

排毒这样吃 养颜瘦身气色好 / 郑慧敏主编 . -- 南京：江苏凤凰科学技术出版社，2020.1

（汉竹·健康爱家系列）

ISBN 978-7-5713-0358-7

Ⅰ . ①排… Ⅱ . ①郑… Ⅲ . ①毒物－排泄－食物疗法 Ⅳ . ① R247.1

中国版本图书馆 CIP 数据核字 (2019) 第 100754 号

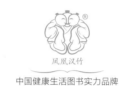

中国健康生活图书实力品牌

排毒这样吃 养颜瘦身气色好

主　　　编	郑慧敏
编　　　著	汉　竹
责 任 编 辑	刘玉锋　黄翠香
特 邀 编 辑	李佳昕　张　欢
责 任 校 对	郝慧华
责 任 监 制	曹叶平　刘文洋

出 版 发 行	江苏凤凰科学技术出版社
出版社地址	南京市湖南路 1 号 A 楼，邮编：210009
出版社网址	http://www.pspress.cn
印　　　刷	合肥精艺印刷有限公司

开　　　本	710 mm×1 000 mm　1/16
印　　　张	13
字　　　数	260 000
版　　　次	2020 年 1 月第 1 版
印　　　次	2020 年 1 月第 1 次印刷

标 准 书 号	ISBN 978-7-5713-0358-7
定　　　价	39.80 元

图书如有印装质量问题，可向我社出版科调换。